T0132809

Psychotherapie in Psychiatrie und Psychosomatik

Herausgegeben von
Gerhard Dammann
Bernhard Grimmer
Isa Sammet

Isa Sammet,
Gerhard Dammann,
Peter Wiesli,
Markus K. Müller (Hrsg.)

Adipositas

Interdisziplinäre Behandlung und
psychosomatische Perspektive

Verlag W. Kohlhammer

1. Auflage 2016

Alle Rechte vorbehalten
© W. Kohlhammer GmbH, Stuttgart
Gesamtherstellung: W. Kohlhammer GmbH, Stuttgart

Print:
ISBN 978-3-17-028485-2

E-Book-Formate:
pdf: ISBN 978-3-17-028486-9
epub: ISBN 978-3-17-028487-6
mobi: ISBN 978-3-17-028488-3

Für den Inhalt abgedruckter oder verlinkter Websites ist ausschließlich der jeweilige Betreiber verantwortlich. Die W. Kohlhammer GmbH hat keinen Einfluss auf die verknüpften Seiten und übernimmt hierfür keinerlei Haftung.

Reihenvorwort
»Psychotherapie in Psychiatrie und Psychosomatik – Münsterlinger Reihe«

Der psychotherapeutische Ansatz gewinnt gegenwärtig in der Psychiatrie und Psychosomatik neben dem dominierenden neurobiologischen und psychopharmakologischen Modell (»Biologische Psychiatrie«) wieder zunehmend an Bedeutung. Trotz dieser Renaissance gibt es noch vergleichsweise wenig aktuelle Literatur, die psychiatrische und psychosomatische Störungsbilder unter vorwiegend psychotherapeutischem Fokus beleuchtet.

Die Bände dieser neuen Reihe sollen dabei aktuelle Entwicklungen dokumentieren:

- die starke Beachtung der Evidenzbasierung in der Psychotherapie
- die Entwicklung integrativer Therapieansätze, die Aspekte von kognitiv-behavioralen und von psychodynamischen Verfahren umfassen
- neue theoretische Paradigmata (etwa die Epigenetik oder die Bindungstheorie und die Theorie komplexer Systeme in der Psychotherapie)
- aktuelle Möglichkeiten, mit biologischen Verfahren psychotherapeutische Veränderungen messbar zu machen
- die Entwicklung einer stärker individuellen, subgruppen- und altersorientierten Perspektive (»personalisierte Psychiatrie«)
- neu entstehende Brücken zwischen den bisher stärker getrennten Fachdisziplinen »Psychiatrie und Psychotherapie« sowie »Psychosomatische Medizin« und »Klinische Psychologie«
- eine Wiederentdeckung wichtiger psychoanalytischer Perspektiven (Beziehung, Übertragung, Beachtung der konflikthaften Biographie etc.) auch in anderen Psychotherapie-Schulen.

Die Bücher sind eng verbunden mit einer Tagungsreihe, die wir in Münsterlingen am Bodensee durchführen. Die 1839 gegründete Psychiatrische Klinik Münsterlingen, die heute akademisches Lehrkrankenhaus ist, hat, in der schweizerischen psychiatrischen Tradition stehend, eine starke psychotherapeutische Ausrichtung und in den letzten Jahren auch eine störungsspezifische Akzentuierung erfahren. Hier entwickelten und entdeckten der Psychoanalytiker Hermann Rorschach um 1913 den Formdeuteversuch und der phänomenologische Psychiater Roland Kuhn im Jahr 1956 das erste Antidepressivum Imipramin.

Die Bände der Reihe »Psychotherapie in Psychiatrie und Psychosomatik« sollen jedoch mehr als reine Tagungsbände sein. Aktuelle Felder aus dem Gebiet der gesamten Psychiatrie und Psychosomatik sollen praxisnah dargestellt werden. Es wird keine theoretische Vollständigkeit wie bei Lehrbüchern angestrebt, der Schwerpunkt liegt weniger auf Ätiologie oder Diagnostik als klar auf den psychotherapeutischen Zugängen in schulenübergreifender und störungsspezifischer Sicht.

Gerhard Dammann, Bernhard Grimmer und Isa Sammet

Vorwort der Herausgeber

Übergewichtigkeit ist ein weit verbreitetes Phänomen. Laut einem Bericht der Vereinten Nationen von 2013 sind weltweit doppelt so viele Menschen von Übergewicht wie von Unterernährung betroffen. In den Industrienationen, darunter auch in den deutschsprachigen Ländern Deutschland, Schweiz und Österreich, besteht eine hohe Prävalenz. Prävention und Behandlung von Übergewichtigkeit haben deswegen hohe gesundheitspolitische Relevanz. Denn es ist zweifelsfrei empirisch nachgewiesen, dass ausgeprägte Übergewichtigkeit, die als Adipositas bezeichnet wird, das Risiko für viele Erkrankungen, insbesondere Herz-Kreislauferkrankungen oder Schmerzerkrankungen wie Arthrosen stark erhöht. Neben hohen Ausgaben für das Gesundheitssystem bedeutet Adipositas oft großes persönliches, körperliches und psychisches Leid für die Betroffenen. Durch körperliche Folgeerkrankungen und Einschränkungen in der Beweglichkeit, aber auch durch gesellschaftliche Stigmatisierungen Adipöser und Selbstvorwürfe kann die Lebensqualität erheblich beeinträchtigt sein. Nicht selten treten krankheitswertige psychische Störungen wie depressive Entwicklungen als Folge der Adipositas auf. In unserem Kulturkreis ist Adipositas noch immer ein Tabu, was auch mit lang tradierten kulturellen Aspekten des Abendlands zu tun hat (Völlerei als Todsünde, orale Gier, Charakterschwäche).

Ätiologische Modelle gehen von einer multifaktoriellen Genese aus. Nach dem Stand der Forschung spielen vor allem genetische, hormonelle, mikrobiologische und soziokulturelle Faktoren bei der Entstehung der Adipositas eine Rolle. Auch psychische Störungen können sich gewichtssteigernd auswirken, zum Beispiel wenn es im Rahmen einer chronifizierten atypischen depressiven Störung zu Bewegungsmangel bei gleichzeitig vermehrtem Appetit kommt oder wenn gewichtssteigernde Psychopharmaka eingenommen werden müssen.

Da sowohl in der Entstehung als auch in Folge der Adipositas körperliche, psychische und soziale Faktoren eine besondere Bedeutung haben, kann Adipositas als Paradebeispiel für die Notwendigkeit eines umfassenden interdisziplinären Fallmanagements aufgefasst werden. Aufgrund der Chronizität der Störung bedarf es einer längerfristig angelegten intensiven medizinisch-psychosomatischen Begleitung. Diese umfasst die internistische sowie die psychosomatische Diagnostik und Therapie, die Ernährungs- und Bewegungsberatung. In vielen Fällen, in denen bereits somatische Komplikationen oder sehr ausgeprägtes Übergewicht (Adipositas per magna) vorliegen, ist in Übereinstimmung mit den S3-Leitlinien zur Adipositasbehandlung eine adipositaschirurgische Behandlung, die auch bariatrische Therapie genannt wird, das Verfahren der Wahl. Vielen Menschen, die bereits vielfache Diätversuche mit unzureichender Nachhaltigkeit hinter sich gebracht haben, kann am besten operativ geholfen werden. In diesen Fällen sind weitere Diätversuche oft vergeblich. Die Operation kann auch die endokrinologische Entgleisung wieder stabilisieren.

Um den vielfältigen Aufgaben des konservativen bzw. prä- und postbariatrischen Fall-Managements nachkommen zu können, sind vielerorts Referenzzentren für Adipositas entstanden. In diesen Zentren arbeiten Fachärztinnen und Fachärzte[1] für Innere Medizin, Chirurgie, Psychosomatische Medizin, Psychiatrie, Klinische Psychologen sowie Ernährungsberater und Physiotherapeuten zusammen, um die fachgerechte Diagnostik, Beratung und konservative und/oder operative Therapie gemeinsam interdisziplinär unter Einbeziehung von ambulanten Versorgern (Hausärzte, Psychotherapeuten, Selbsthilfegruppen u.a.) durchzuführen. Insbesondere die chirurgische Therapie, bei der es in den letzten Jahren erhebliche Fortschritte gab, benötigt eine umfassende Diagnostik sowie eine engmaschige interdisziplinäre Vor- und Nachbehandlung.

Die Verantwortlichen des Interdisziplinären Referenzzentrums Adipositas in Frauenfeld/Schweiz der Spital Thurgau AG widmen sich als Herausgeber dieses Bandes, der in der Münsterlinger Reihe *Psychotherapie in Psychiatrie und Psychosomatik* erscheint, dem Thema Adipositas und ihrer interdisziplinären Behandlung. Zielsetzung ist es, über die diagnostische und therapeutische Arbeit mit Übergewichtigen zu informieren. Damit richtet sich das Buch an alle Berufsgruppen, die mit Übergewichtigen arbeiten. Insbesondere sind dies Hausärzte, ambulante Psychotherapeuten, Psychiater, Ernährungsberater, Physiotherapeuten, aber auch die Betroffenen selbst. Bei der Fülle der vorhandenen Literatur kann jedoch kein auch nur annähernd vollständiger Überblick über den Stand der Forschung gegeben werden. Es wurden stattdessen interessante Befunde und Facetten aus Forschung und Klinik ausgewählt. Hierfür konnten renommierte Experten, Forscher und Kliniker gewonnen werden. Es war uns ein besonderes Anliegen, klinische Fragestellungen einerseits evidenzbasiert und andererseits besonders praxisnah zu beleuchten. Deswegen finden sich zahlreiche Fallbeispiele, die die Arbeit veranschaulichen.

Insofern, als die Psychosomatik eine wissenschaftliche Lehre und ärztliche Grundhaltung ist, die versucht, jedes Krankheitsgeschehen in seinen psychischen wie somatischen und lebensgeschichtlichen Gesamtzusammenhängen zu verstehen, findet sie in der interdisziplinären Arbeit mit Adipösen viele ihrer Grundannahmen realisiert, wie dies bisher noch in wenigen Feldern der Psychosomatischen Medizin gelungen ist. Aus diesem Grund liegt ein Schwerpunkt dieses Buches auf der psychosomatisch-psychotherapeutischen Perspektive des Aufgabenfeldes. Ernährungs- und bewegungstherapeutische Therapieansätze wurden dagegen nur am Rande aufgegriffen, obwohl sie selbstverständlich obligater Bestandteil der Behandlung Adipöser sind. Hier sei auf entsprechende Fachbücher verwiesen.

---

1 In den Hauptkapiteln wird aus Gründen der Lesbarkeit vorwiegend entweder die weibliche oder die männliche Form verwendet, es sind jedoch immer beide Geschlechter gemeint. Wir danken für Ihr Verständnis.

In den Beiträgen des erstens Kapitels werden interessante Gesichtspunkte aufgezeigt, die mit der Entwicklung der Adipositas in Zusammenhang stehen. Dabei handelt es sich vor allem um internistische und psychosomatische, aber auch um gesellschaftliche und mikrobiologische Aspekte.

Das zweite Kapitel widmet sich der bariatrischen Adipositaschirurgie, einem inzwischen nach klaren Indikationskriterien empfohlenen Behandlungsverfahren, dessen Indikationen, Abläufe, Wirkungen, Nebenwirkungen und patientenbezogene Implikationen bisher allgemein noch zu wenig bekannt sind. Es werden die chirurgischen Verfahren beschrieben und die praktischen Abläufe eines Adipositaszentrums unter besonderer Berücksichtigung der psychosomatischen Perspektive dargestellt.

Im dritten Kapitel werden einige Aspekte der konservativen Behandlung beleuchtet. Insbesondere finden sich ein Update zu den Empfehlungen zur Verhaltenstherapie in der aktuellen S3-Leitlinie sowie ein Motivationsprogramm, das Betroffene unter Berücksichtigung aktueller psychologischer Erkenntnisse bei ihren Abnehmversuchen unterstützen soll.

Adipositas ist immer dann die Folge, wenn längerfristig physikalisch mehr Energie aufgenommen als verbraucht wird. Letztlich sind immer Ernährung (als Quelle der Energieaufnahme) und Bewegung (als Ursache des Energieverbrauchs) die zentralen Stellschrauben für das Abnehmen, wenn es sich nicht um eine seltenere somatische Verursachung handelt. Zahlreiche wiederholte und erfolglose Abnehmversuche vieler Betroffenen sind aber ein Zeichen dafür, dass die Rechnung so einfach nicht zu machen ist. Bloße Information und Edukation hilft in vielen Fällen nicht. Soziokulturelle und individuelle sowie biologische und evolutionär bedingte Aspekte überformen oft das Geschehen, auch wenn die Motivation für eine Lebensstiländerung eigentlich vorhanden ist. Es braucht ein koordiniertes Vorgehen durch Vertreter verschiedener Disziplinen mit dem Betroffenen zusammen. Und vor allem braucht es ein vertieftes Verständnis für die Situation des Einzelnen. Aus psychosomatischer Perspektive ist der meist abgelehnte, adipöse Körper oft in dysfunktionaler Weise die Projektionsfläche für innere Konflikte und interaktionelle Probleme. Diese Menschen erfolgreich zu behandeln, heißt sie ganzheitlich, d. h. im weitesten Sinne »psychosomatisch«, zu verstehen und zu behandeln.

Isa Sammet   Münsterlingen, Januar 2016
Gerhard Dammann
Peter Wiesli
Markus K. Müller

Inhalt

I   Ein Problem für Leib und Seele

1 Begriffsbestimmung und gesellschaftliche Aspekte der Adipositas

Isa Sammet

Übergewicht und Adipositas haben weltweit eine hohe Prävalenz. Die vielfältigen negativen Auswirkungen auf die Gesundheit der Bevölkerung sind allgemein bekannt. Insbesondere Herz-Kreislauferkrankungen, Krebserkrankungen und Schmerzstörungen, aber auch viele andere Erkrankungen treten bei Adipösen gehäuft auf. Diese Folgeerkrankungen schränken die Befindlichkeit der Betroffenen in körperlicher und psychischer Hinsicht oft erheblich ein.

Adipositas wird heute ätiologisch als Ergebnis der Interaktion von genetischer Prädisposition und Umweltfaktoren verstanden. Der genetische Einfluss ist gemäß den Erkenntnissen aus Zwillingsstudien relativ hoch. Er liegt bei ca. 65–70 % (z. B. Stunkard et al. 1990). Aber es sind dennoch Umweltfaktoren, die bestimmen, ob sich eine Adipositas entwickelt oder nicht. Denn es ist die langfristige Energiebilanz, also die Differenz zwischen Energieaufnahme und Energieverbrauch, die über das Auftreten einer Adipositas entscheidet. Auch wenn neue Erkenntnisse der Molekularbiologie auf eine stärkere genetische Kontrolle des Essverhaltens und des Körpergewichts hinweisen, ist ein großer Teil der Varianz des Körpergewichts in der Bevölkerung auf Faktoren wie Ernährung und körperliche Bewegung zurückzuführen. Dies zeigt sich schon daran, dass in Zeiten der begrenzten Verfügbarkeit von Nahrungsmitteln, etwa in Kriegszeiten, Adipositas in vergleichsweise sehr viel geringerem Maße auftritt. Der Einfluss von Verhaltensfaktoren wird daran deutlich. Stehen Nahrungsmittel vermehrt zur Verfügung, werden sie von vielen Menschen auch vermehrt konsumiert. Verhaltensfaktoren sind aber nicht nur auf Basis der individuellen Lerngeschichte, sondern immer auch im Kontext soziokultureller Rahmenbedingungen zu interpretieren.

Die gesellschaftlichen und kulturellen Rahmenbedingungen spielen bei der Entstehung der Adipositas eine maßgebliche, ursächliche Rolle. Themen wie Überfluss- und Genussgesellschaft und allgemeiner Bewegungsmangel werden in diesem Zusammenhang medial breit diskutiert. Adipositas stellt wegen der hohen Behandlungs- und Folgekosten außerdem ein volkswirtschaftliches Problem dar. Die Gesellschaft muss sich der Frage stellen, wie und auf wen diese Kosten verteilt werden sollen. Soll die Allgemeinheit für die Kosten aufkommen? Bei der Diskussion um diese Frage spielen neben der ökonomischen Situation der Kostenträger naturwissenschaftlich-biologische Erkenntnisse über die Ätiologie der Adipositas, Krankheitsmodelle, aber vor allem auch Menschenbilder hinsichtlich der Eigenverantwortlichkeit für die Kontrolle des Gewichts und Normvorstellungen über den »gesunden Körper« eine zentrale Rolle. Auch die gegenläufigen Interessen der Nahrungsmittelindustrie zur Profitoptimierung müssten in den Diskurs einbezogen werden. Mehr als viele andere Erkrankungen haben die Folgeerkrankungen der

Adipositas damit eine gesellschaftliche Dimension. Der ausschließliche Blick auf einzeltherapeutische Behandlungskonzepte und -bemühungen wird dem Phänomen deswegen nicht gerecht. Am Anfang eines Bandes, der sich ansonsten mit ausgewählten Facetten der biologischen und psychischen Genese der Störung sowie ihren indiviuumzentrierten Behandlungsmöglichkeiten beschäftigt, wird deswegen der Scheinwerfer kurz auf gesellschaftliche Aspekte gerichtet. In diesem Rahmen können nur einige wenige Punkte der sehr komplexen Thematik im Sinne der Aufmerksamkeitslenkung aufgegriffen werden. Eine detaillierte und differenzierte, sozialwissenschaftliche Darstellung findet sich beispielsweise bei Schmidt-Semisch und Schorb (2008), Schorb (2014) oder Craig (2010).

Zunächst erfolgt eine Bestimmung der Begriffe des Übergewichts und der Adipositas. Es folgen epidemiologische Daten sowie einige ausgewählte Aspekte der gesellschaftlichen Perspektive.

1.1 Definition der Begriffe Adipositas und Übergewicht

Übergewicht und Adipositas werden durch die Weltgesundheitsorganisation WHO anhand des Body-Mass-Index (BMI) definiert. Zur Berechnung des BMI wird das Körpergewicht in Kilogramm durch das Quadrat der Körpergröße in Metern geteilt. Beispielsweise errechnet sich der BMI für eine Person, die 1,80 m groß und 130 kg schwer ist, folgendermaßen: $BMI = 130 \text{ kg}/(1,80 \text{ m})^2 = 40,1 \text{ kg/m}^2$.

Menschen mit einem BMI zwischen 25 und 29,9 kg/m² werden als »übergewichtig« oder »präadipös«eingestuft, Menschen mit einem BMI über 30 kg/m² als »adipös«. Die Adipositas wird in Grade eingeteilt: Grad I bis BMI 30,0 bis 34,9 kg/m²; Grad II 35 bis 39,9 kg/m²; Grad III über 40 kg/m².

Die Berechnung des BMI ist wegen der Quadrierung der Körpergröße anwenderfeindlich und sollte deswegen aus Sicht der Autorin reformiert werden. Mathematisch gesehen ist die Quadrierung der Körpergröße überflüssig, denn die interessierende Relation zwischen Größe und Gewicht wird durch die mathematische Operation prinzipiell nicht verändert. Grundsätzlich sind Gewicht und Größe einfach und reliabel zu erhebende Merkmale, weswegen sich der BMI als Kriterium zur Definition von Adipositas weithin durchgesetzt hat. Er korreliert zumindest auf der Ebene größerer Kollektive gut mit der Körperfettmasse. Vermutlich deswegen wird der BMI in den meisten Studien über den Zusammenhang zwischen Adipositas und Lebenserwartung oder Krankheitsrisiko als Definitionskriterium für Adipositas verwendet. Der BMI berücksichtigt allerdings die Körperfettverteilung nicht und kann so auf der Ebene des einzelnen Patienten das Risiko für assoziierte Erkrankungen nicht sehr valide erfassen (Shah und Braverman 2012). Denn pathogenetisch ist die viszerale Fettverteilung relevanter, die mit dem BMI nicht erfasst wird. Diese hat eine relativ enge Beziehung zu Adipositas-assoziierten Krankheiten (Wirth und Hauner 2012). In einer Studie, in der das viszerale Fett computertomografisch erfasst wurde, zeigte sich das viszerale Fett als bedeutsamer Prädikator der Mortalität (Kuk et al. 2006).

Die viszerale Fettverteilung wird besser mit der »Waist to Hip Ratio« WHR erfasst. Hierfür wird der Taillenumfang durch den Hüftumfang dividiert. (Beispiel: Taillen-/Hüftumfang=95 cm/110 cm=0,9). Bei Frauen werden Werte über 0,85, bei Männern über 1,0 als Adipositas interpretiert. Es gibt viel genauere anthropometrische Methoden, die aber aufwändig sind und bestimmten wissenschaftlichen Fragestellungen vorbehalten sein werden, z. B. die bioelektrische Impedanzanalyse, die es erlaubt, über die Messung des elektrischen Wechselstromwiderstands fettfreie Masse und Fettmasse zu unterscheiden (Zusammenfassung der Diagnostik bei Wirth 2008).

1.2 Epidemiologie und Gesundheitskosten

Die Global Burden of Disease Study 2013 (Ng M et al. 2014) basiert auf einer Meta-Analyse von 1769 Veröffentlichungen und gibt einen umfassenden Überblick über die weltweiten Prävalenzraten von Übergewicht und Adipositas. Danach sind weltweit 36,9 % der erwachsenen Männer und 38,1 % der erwachsenen Frauen übergewichtig oder adipös. 1980 betrug der Anteil bei den Männern noch 28,8 % und bei den Frauen noch 29,8 %, womit ein deutlicher Anstieg zu verzeichnen ist. Die aktuelle Analyse zeigt auch, dass Kinder stark von Übergewicht und Adipositas betroffen sind, ca. 23 % in den Industrienationen und 8 % in den Entwicklungsländern. Die Prävalenzraten, die für den deutschsprachigen Raum berichtet werden, sind in Tabelle 1.1 dargestellt.

Tab. 1.1: Prävalenz (in %) von Übergewicht und Adipositas in Deutschland, Schweiz und Österreich bei Frauen und Männern über 20 Jahren (Ng et al. 2014)

Land	Frauen		Männer	
	Übergewicht (BMI größer 25 kg/m²)	Adipositas (BMI größer 30 kg/m²)	Übergewicht (BMI größer 25 kg/m²)	Adipositas (BMI größer 30 kg/m²)
Deutschland	49,0	22,5	64,3	21,9
Schweiz	39,9	17,0	56,6	18,4
Österreich	42,8	17,4	59,7	18,4

Nach wie vor sind Männer und Frauen mit geringerem sozioökonomischem Status häufiger von Adipositas betroffen (Mensink et al. 2013).

Für das Jahr 2010 wurde geschätzt, dass Übergewicht und Adipositas weltweit 4 Millionen Tote fordern. Adipositas führt zu einer Reduktion der Lebenszeit um insgesamt 4 %. Außerdem erhöht sie die Anzahl an Lebensjahren mit körperlicher Beeinträchtigung um ebenfalls 4 % (Ng et al. 2014). Dies kommt daher, dass Adipositas eine Hauptursache für die Zunahme chronischer Krankheiten in der westlichen Bevölkerung ist. Die anerkannten Komplikationen und Folgeerkrankungen werden in den S3-Leitlinien zur Adipositas (Deutsche Adipositas Gesellschaft 2014) evidenzbasiert beschrieben. Dazu gehören mit einem mindestens 2-fach erhöhten Erkrankungsrisiko: Koronare Herzkrankheit, arterielle Hypertonie, Gonarthrose, Diabetes mellitus, Cholecystholithiasis, Dyslipidämie, Fettleber, Hyperurikämie, Schlaf-Apnoe-Syndrom und viele andere.

Auch wegen dieser großen Zahl komorbider Erkrankungen wird Adipositas als wesentliche Mitursache für die Zunahme der Behandlungskosten im Gesundheitssystem angesehen. Aus einer Krankheitskostenstudie ergeben sich bezogen auf 2003 direkte Behandlungskosten für Adipositas in Höhe von 85,71 Mio. Euro, für assoziierte Komorbiditäten 11,3 Mrd. Euro, sodass indirekte und direkte Kosten insgesamt auf ca. 13 bis 15 Milliarden Euro jährlich geschätzt werden (Knoll und Hauner 2008). In der Schweiz ergaben sich nach den Daten des Bundesamtes für Statistik aus dem Jahr 2007 für die Behandlung aller direkt dem Übergewicht und der Adipositas zuordenbaren Krankheiten Kosten in Höhe von 3,83 Milliarden Schweizer Franken (Schneider 2009). Auch der Zusammenhang zwischen Adipositas und Arbeitsunfähigkeit ist nachgewiesen (van Duijvenbode et al. 2009).

Für die Zukunft geht die WHO davon aus, dass bei zu erwartenden steigenden Inzidenzraten bis zum Jahr 2020 allein für die Bundesrepublik Deutschland Behandlungskosten in Höhe von mindestens 25,7 Mrd. Euro jährlich zu erwarten sind. Internationale Studien über die wirtschaftlichen Auswirkungen der Adipositas haben gezeigt, dass sie – abhängig von der Art, in der die Analyse durchgeführt wird – für 2 % bis 7 % der gesamten Gesundheitskosten verantwortlich ist (WHO 2000).

Allerdings kann vermutlich nicht pauschal behauptet werden, dass Übergewichtige kränker sind als Normalgewichtige. Hierfür sprechen beispielsweise Untersuchungen, die ergaben, dass leichtes Übergewicht (BMI 25-27 kg/m^2) die Sterblichkeit in den USA um 86 000 Todesfälle vermindert (Flegal et al. 2005). Es hat sich für Patienten, die an bestimmten Erkrankungen, z. B. Herzinsuffizienz (Oreopoulos und Patwal 2008) leiden – nicht jedoch für Gesunde – gezeigt, dass leichtes Übergewicht die Sterblichkeit reduziert. Dies wird als sogenanntes »Adipositas-Paradoxon« bezeichnet. Auch wenn der Diskurs um die Ursachen und die Existenz des Phänomens kontrovers geführt wird (z. B. Habbu, Lakkis und Dokainish 2006), zeigt sich daran doch die Notwendigkeit einer differenzierten Diskussion.

1.3 Gesellschaftliche Einflüsse

Schorb (2008) arbeitet heraus, dass in der gesellschaftlichen Diskussion über die Adipositas verschiedene Positionen vorhanden sind, wobei die von der WHO vertretene Perspektive eine prominente Rolle spiele. Nach der WHO habe das

Phänomen Adipositas epidemisches Ausmaß und komme durch veränderte Umweltbedingungen zustande, denen der Mensch biologisch nicht mehr entspreche. Diese Sicht hat sich vermutlich aus den Erkenntnissen der Genetik sowie der anthropologischen Perspektive entwickelt, die deswegen in Anlehnung an Craig (2010) dargestellt wird.

Anthropologische Perspektive

Durch die kulturelle Entwicklung der Menschheit veränderte sich die Art der Ernährung grundlegend. Dies wirft die Frage auf, ob sich die genetische Ausstattung dem veränderten Ernährungsverhalten schnell genug anpassen konnte. Die Menschheit ernährte sich in der längsten Zeit ihrer evolutionären Geschichte durch Sammeln und Jagen. Anthropologen gehen davon aus, dass Sammler und Jäger in der Steinzeit genau die Kost zu sich nahmen, für die sie genetisch ausgestattet waren: proteinreich, fettarm, wenig Kohlenhydrate, keine Cerealien- und Milchprodukte. Ausserdem lebten sie einen körperlich hoch aktiven Lebensstil, der durch viel Bewegung gekennzeichnet war (Lev-Ran 2001). Es liegen keine archäologischen Hinweise für eine maßgebliche Ausbreitung der Adipositas für die damalige Zeit vor.

Die Vorfahren der heutigen Menschheit haben außerdem im Verlauf ihrer Entwicklungsgeschichte Biomechanismen entwickelt, die es erlauben, zum Zweck der mittelfristigen Energiespeicherung große Fettreserven im Körper anzulegen. Fett hat eine wesentlich höhere Energiedichte als andere Energieträger und bot besonders in der Zeit, in der noch keine Vorratshaltung möglich war, Überlebensvorteile für Individuen, die in der Lage waren, innerhalb kurzer Zeit viel davon anzulegen, also einen großen Teil der aufgenommenen Nahrungsenergie über entsprechende Stoffwechselwege in Fett umzuwandeln. Mit dem Beginn des Ackerbaus und der Konservierbarkeit von Lebensmitteln konnten Menschen sesshaft werden, was zu einer bedeutsamen soziokulturellen Weiterentwicklung und stark veränderten Ernährungsbedingungen führte.

Bis hinein in die modernen Gesellschaften hat sich dann die Situation in einer im Bezug auf die Entwicklung der Menschheit relativ kurzen Zeit weitreichend verändert: Zugang zu Nahrung besteht in vielen Gesellschaften jederzeit und immer im Überfluss. Nahrungsmittel der Gegenwart aus dem Supermarktregal sind in der Regel nicht mehr naturbelassen und haben einen geringeren Gehalt an nicht energieliefernden Substanzen. Sie zeichnen sich durch eine hohe Energiedichte aus und viele davon können sofort verzehrt werden. Es wird angenommen, dass in der relativ kurzen Entwicklungsgeschichte keine ausreichende genetische Anpassung an kulturell bedingt veränderte Ernährungsmuster erfolgen konnte. Es ist eine weithin akzeptierte Hypothese, dass eine fehlende genetische Adaptation eine Mitursache für Übergewicht und chronischen Erkrankungen ist (Eaton et al. 1998). Die genetische Ausstattung, die während der bisherigen menschlichen Entwicklung einen Vorteil darstellte, ist in den hoch entwickelten Industrienationen, wo kohlenhydrat- und fettreiche Nahrung im Überfluss vorhanden sind, zum Nachteil geworden.

Kulturelle Werte und Menschenbild

Neben dieser genetisch-biologischen Sicht wird die gesellschaftliche Diskussion implizit durch kulturelle und religiöse Werte geprägt. Dies macht sich bereits im Diskurs darüber bemerkbar, ob es sich bei der Adipositas um eine Krankheit handelt. In der Leitlinie der Deutschen Adipositas-Gesellschaft (2014) wird die Einordnung der Adipositas als Krankheit empfohlen. Dies hat positive Implikationen für die Finanzierung der Therapie, denn andernfalls können nur die Folgeerkrankungen kassenfinanziert behandelt werden. Dies bedeutet eine positive Entwicklung, da ein besserer therapeutischer Zugang eine Voraussetzung für die Verbesserung der Gesundheit der Bevölkerung darstellt. Schorb (2014) beleuchtet das Phänomen der Pathologisierung von Adipositas unter sozialwissenschaftlicher Perspektive kritisch. Historisch gesehen seien mit der globalen Festlegung von relativ niedrigen Grenzwerten durch die WHO im Jahr 1995 viele Menschen über Nacht per Definition übergewichtig gemacht worden, z. B. 35 Millionen Menschen in den USA. Es seien Interessen der Pharmaindustrie am Absatz von Abnehmmitteln im Spiel gewesen. 1997 erklärte die WHO, auch in Folge der hohen Prävalenzzahlen durch herabgesetzte Grenzwerte, Adipositas zur Epidemie, was einerseits eine gute Basis für therapeutische Bemühungen darstellt. Andererseits, so führt Schorb aus, haben die resultierenden drastischen Maßnahmen (z. B. Entzug des Sorgerechts oder Strafzahlungen für Eltern bei adipösen Kindern in den USA oder Puerto Rico, Einreiseverbot oder Entzug des Aufenthaltsrechts für adipöse Migranten in Neuseeland, keine Verbeamtung Adipöser in Deutschland etc.) weitreichende gesellschaftliche Konsequenzen. Die Ablehnung von »dicken« Körpern führe dazu, dass sich Adipöse nicht gegen Diskriminierung zur Wehr setzen, sondern stattdessen weiter versuchen, den gesellschaftlichen Idealvorstellungen des äußeren Erscheinungsbilds zu entsprechen. Eine solche Sichtweise räumt der Eigenverantwortlichkeit einen hohen Stellenwert ein, die auch in der kulturellen und religiösen Geschichte ihre Ursprünge hat. Craig (2010) führt dazu aus: Selbstdisziplin und Kontrolle gelten im Christentum seit Jahrhunderten als religiöse Tugenden. Entsprechend gehört Fasten (z. B. vorösterliches Fasten) im Sinne von Verzicht zu den praktizierten religiösen Ritualen. Auch im Islam hat dies einen zentralen Stellenwert (z. B. Ramadan). Im Zusammenhang mit dem relativen Bedeutungsverlust religiösen Glaubens gingen diese Rituale in den westlichen Gesellschaften immer mehr verloren. Mit Beginn der Aufklärung wurde der Glaube in die Naturwissenschaften gestärkt, was ein stärker mechanistisch geprägtes Menschenbild zur Folge hatte. Insofern kam es im Laufe des 20. Jahrhunderts zu einer Reklassifikation: wenig tugendhaftes Verhalten wurde nun eher als »krankhaft« eingestuft. Auch diese sogenannte »Medikalisierung« führte dazu, dass Adipositas heute als Krankheit verstanden wird.

Damit entwickelte sich das Verständnis der Adipositas im Laufe des 20. Jahrhundert weg von einer moralischen und hin zu einer medizinischen Sichtweise. Auf diese Weise entstand erst ein Rational für therapeutische Interventionen. Als Konsequenz wurde die Bedeutung struktureller soziokultureller Konditionen kleiner und individuelle Faktoren wie Lebensstil und persönliches Verhalten wurden in den Vordergrund gerückt. Dieses Verständnis bildet die Basis für den individuumzentrierten, medizinisch-psychologischen Ansatz der Behandlung der Adipositas. Stigmatisierungen als willensschwach, denen Adipöse heute noch an vielen Stellen ausgesetzt sind, sind aber eventuell tief verwurzelte Überbleibsel aus ehemaligen Zeiten tugendhafter Askese.

Die Vorstellung über Disziplinlosigkeit Adipöser sind weit verbreitet (Hilbert, Rief und Brähler 2008; Sikorski et al. 2011). Auch Diskriminierungen am Arbeitsplatz sind häufig. Insbesondere adipöse Frauen werden gegenüber Normalgewichtigen benachteiligt (Giel et al. 2010). Aus der Vorstellung der Eigenverantwortlichkeit resultieren in erster Linie individuumzentrierte Behandlungsansätze. Aus psychosomatischer Perspektive geht es je nach individuellem Fall zum Beispiel darum, ungünstige erlernte Ernährungs- und Bewegungsgewohnheiten abzulegen bzw. sich gegen solche Gewohnheiten der Peergroup oder der Familie abzugrenzen. Dies kann auch bedeuten, Fähigkeiten zu entwickeln, sich in der Überflussgesellschaft zu beschränken. Meistens ist eine individuelle Diagnostik erforderlich, wenn innere Konflikte oder persönlichkeitsstrukturelle Aspekte wie Störungen der Emotionsregulation (z. B. bei der Binge-Eating-Störung) im Mittelpunkt stehen. Die Komplexität der Thematik zeigt sich beispielsweise am Fall einer jungen Frau, die kompensatorisch schwere Essattacken entwickelte, nachdem sie sich von ihrem Mann getrennt hatte, der sie jahrelang kontrolliert und zum Hungern gezwungen hatte. An diesem extremen Beispiel wird deutlich, warum edukative und verhaltens- sowie bewegungs- und ernährungstherapeutische Bemühungen bei manchen Patientengruppen aus psychologischen Gründen an ihre Grenzen stoßen. Viele Menschen sind über die Grundlagen eines anti-adipösen Lebensstils informiert. Aber soziale, psychologische und biologische Determinanten überformen stark den Lebensstil. Dass Maßnahmen zur Bekämpfung der Adipositas, die auf Edukation und strikten ernährungs- und bewegungstherapeutischen Programmen beruhen, bescheiden sind, verwundert daher nicht besonders.

Die WHO hat 2006 eine »Europäische Charta zur Bekämpfung der Adipoitas« verabschiedet. Eine Evaluation 2011 erbrachte enttäuschende Ergebnisse. Hauner et al. (2012, S. 120) sehen die Gründe darin, »dass die jeweiligen kulturellen und sozialen Rahmenbedingungen bislang zu wenig einbezogen wurden. Ein erfolgreiches Management des Adipositasproblems scheint nur dann möglich zu sein, wenn es gelingt, einerseits die Verantwortung und das Handeln der gesellschaftlichen Akteure und der Politik im Hinblick auf die Lebensbedingungen in einer Gesellschaft und andererseits die Eigenverantwortung und Autonomie des Individuums bei der Wahl des eigenen Lebensstils in Einklang zu bringen«. Sie legten deswegen unter Angabe unterschiedlich konkreter Vorschläge ein Strategiepapier vor, welches Anregungen für die Ausgestaltung neuer Rahmenprogramme gibt. Ziele sind unter anderem die Entwicklung von wirksameren Primär- und Sekundärprogrammen für die Allgemeinbevölkerung, die Entwicklung einer gesünderen Umwelt für alle sozialen Gruppen in verschiedenen Lebensbereichen (z. B. durch Lebensmittelkennzeichnung), die signifikante Verbesserung der Lebensqualität Adipöser (z. B. durch bessere medizinische Behandlung) und die Etablierung eines bundesweit verfügbaren Netzwerks für extrem Adipöse. Dies sind vielversprechende Ansätze. Es bleibt abzuwarten, inwieweit sie effizient umzusetzen sind.

Zusammenfassend wurde gezeigt, dass Adipositas aufgrund der hohen Prävalenz, erheblichen Folgeerkrankungen und hohen Behandlungskosten ein gesellschaftlich und gesundheitspolitisch hoch relevantes Thema darstellt. Im Diskurs um die Strategien zur Prävention und Behandlung sollte die Subjektivität des Krankheitsbegriffs, der von kulturellen Werten und Menschenbild geprägt ist, nicht aus den Augen verloren werden. Die Integration von individuellen Behandlungsansätzen, die auf Eigenverantwortlichkeit basieren, und gesundheitspolitischen Maßnahmen ist für ein erfolgreiches Management des Adipositasproblems unbedingt erforderlich.

Literatur

Craig P (2010) Obesity and Culture. In: Kopelman PG, Caterson ID, Dietz WH (Eds) Clinical Obesity in Adults and Children. Hong Kong: Wiley-Blackwell, 3rd ed. pp. 41-57.

Deutsche Adipositas Gesellschaft (2014) Interdisziplinäre Leitlinie der Qualität S3 zur »Prävention und Therapie der Adipositas«. http://www.awmf.org/leitlinien.html

Eaton SB, Shostak M, Konner M (1998) Stone agers in the fast lane: chronic degenerative diseases in evolutionary perspective. In: Brown PJ (ed) Understanding and applying medical anthropology. Mountainview, CA: Mayfield, pp. 21-33.

Flegal KM, Graubard BI, Williamson DF, Gail MH (2005) Excess deaths Associated with underweight, overweight, and obesity. JAMA 293:1861-1867.

Giel KE, Thiel A, Teufel M, Mayer J, Zipfel S (2010) Weight bias in work settings – a qualitative review. Obes Facts 3:33-40.

Habbu A, Lakkis NM, Dokainish H (2006) The obesity paradox: fact or fiction? Am J Cardiol 98:944-948

Hauner H, Müller MJ, Stumvoll M, Ried J, Hebebrand J für das Kompetenznetzwerk Adipositas, das Nationale Genom-Forschungsnetz plus und das Integrierte Forschungs- und Behandlungszentrum Adipositas Erkrankungen (2012) Roadmap für Maßnahmen gegen Adipositas in Deutschland. Adipositas 2:119-122.

Hilbert A, Rief W, Braehler E. (2008) Stigmatizing attitudes toward obesity in a representative population-based sample. Obesity 16:1529-1534.

Knoll KP, Hauner H (2008). Kosten der Adipositas in der Bundesrepublik Deutschland. Eine aktuelle Krankheitskostenstudie. Adipositas 2:204-210.

Kuk JL, Katzmarzyk PT, Nichaman MZ, Church TS, Blair SN, Ross R (2006) Visceral fat is an independent predictor of all-cause mortality in men. Obesity 14:336-341.

Lev-Ran A (2001) Human obesity: an evolutionary approach to understanding our bulging waistline. Diabetes/Metab Res Rev 17:347-362.

Mensink GBM, Schienkiewitz A, Haftenberger M, Lampert T, Ziese T, Scheidt-Nave C (2013) Übergewicht und Adipositas in Deutschland. Bundesgesundheitsbl 56:786-794.

Ng M, Fleming T, Robinson M, Thomson B, Graetz N, Margono C, Mullany E, Biryukov S, Abbafati C, Abera S et al. (2014) Global, regional, and national prevalence of overweight and obesity in children and adults during 1980–2013: a systematic analysis for the Global Burden of Disease Study 2013. Lancet 384:766-781.

Oreopolus A, Padwal R (2008) Body mass index and mortality in heart failure: a meta-analysis. Am Heart J 156:13-22.

Schmidt-Semisch H, Schorb F (2008) Kreuzzug gegen Fette. Sozialwissenschaftliche Aspekte des gesellschaftlichen Umgangs mit Übergewicht und Adipositas. Wiesbaden: VS Verlag für Sozialwissenschaften.

Schneider H, Venetz W, Berardo C (2009): Overweight and obesity in Switzerland, Part 1: Cost burden of adult obesity in 2007. Basel: Health Econ.

Schorb F (2008) Keine »Happy Meals« für die Unterschicht! Zur symbolischen Bekämpfung der Armut. In: Schmidt-Semisch H, Schorb F (2008) Kreuzzug gegen Fette. Sozialwissenschaftliche Aspekte des gesellschaftlichen Umgangs mit Übergewicht und Adipositas. Wiesbaden: VS Verlag für Sozialwissenschaften, S. 57-78.

Schorb F (2014) Die Adipositas-Epidemie als politisches Problem. Heidelberg: Springer.

Shah NR, Braverman ER (2012) Measuring Adiposity in Patients: The Utility of Body Mass Index (BMI), Percent Body Fat, and Leptin. PLoS ONE 7: e33308.

Sikorski C, Luppa M, Kaiser M, Glaesmer H, Schomerus G, Konig HH, Riedel-Heller SG (2011) The stigma of obesity in the general public and its implications for public health – a systematic review. BMC Public Health 11:661.

Stunkard AJ, Harris JR, Pedersen NL, McClearn GE (1990). The body mass index of twins who have been reared apart. N Engl J Med 322:1483-1487.

van Duijvenbode DC, Hoozemans MJ, van Poppel MN, Proper KI. (2009) The relationship between overweight and obesity, and sick leave: a systematic review. Int J Obes (Lond) 33:807-816.

Wirth A (2008) Ätiologie und Diagnostik der Adipositas. In: Herpertz S, DeZwaan M, Zifel S (Hrsg.) Handbuch Essstörungen und Adipositas. Heidelberg: Springer pp. 246-254.

Wirth A, Hauner H (Hrsg.) (2012) Adipositas: Ätiologie, Folgekrankheiten, Diagnostik. Heidelberg: Springer.

WHO (2000) Obesity: preventing and managing the global epidemic. WHO Technical Report. Genf: Series 894.

2   Adipositas – die internistische Sicht

Peter Wiesli

Einführung

Sowohl bei den Ursachen als auch bei den Folgen der Adipositas spielen psychische und somatische Faktoren eine wichtige Rolle. In diesem Artikel wird anhand eines Fallbeispiels einer jungen Frau aus internistischer Perspektive näher auf die somatischen Folgen der Adipositas und deren Bedeutung für die Therapieentscheidung eingegangen. Viele Patienten mit Adipositas melden sich aus eigener Initiative in einem Adipositas-Zentrum mit der Frage, ob ein bariatrischer Eingriff durchgeführt werden kann. In diesen Fällen ist der subjektive Leidensdruck im Zusammenhang mit der Adipositas sehr groß und die konservativen Therapieversuche mit dem Ziel einer Gewichtsreduktion in der Vorgeschichte waren enttäuschend. In diesen Situationen ist es der psychische Leidensdruck im Zusammenhang mit der Adipositas, welcher einen Patienten motiviert, sich operieren zu lassen. In anderen klinischen Situationen wird der bariatrische Eingriff einem Patienten aus medizinischen Gründen nahe gelegt. Speziell bei Patienten mit Diabetes mellitus Typ 2 stellt heute die bariatrische Chirurgie eine sehr wirksame und effiziente Therapieform dar. Der bariatrische Eingriff kann proaktiv vorgeschlagen werden, wenn der Diabetes mit den verfügbaren Mitteln nicht adäquat kontrollierbar ist.

2.1   Bariatrische Chirurgie bei einer jungen Frau mit Adipositas?

Die Patientin ist aktuell 23-jährig, hat keine abgeschlossene Ausbildung und ist auf Jobsuche. Sie ist 163 cm groß und 100 kg schwer (BMI 38 kg/m^2) und hatte in den letzten vier Jahren trotz diverser konservativer Therapieversuche in unserem Adipositas-Zentrum zwei Kilogramm Gewicht zugenommen. Wir hatten der Patientin bereits mehrfach einen bariatrischen Eingriff zur Gewichtsreduktion empfohlen und erste Gespräche mit dem Chirurgen hatten bereits stattgefunden. Die Patientin selbst ist gegenüber der Operation aber ambivalent eingestellt und möchte einen bariatrischen Eingriff wenn immer möglich vermeiden, obwohl sie sich bewusst ist, dass eine konservative Gewichtsreduktion nur sehr schwierig erreichbar ist. Die

Mutter der Patientin ist gegenüber einer Operation negativ eingestellt und auch der Hausarzt hat der Patientin empfohlen, vorerst weiter konservativ eine Gewichtsreduktion anzustreben.

Diese Situation ist im klinischen Alltag nicht so selten, dass von Patienten und ihrem Umfeld die bariatrische Chirurgie als allerletzte Therapieoption in Betracht gezogen wird – was in den meisten Fällen übrigens ja auch durchaus vernünftig ist. Im hier beschriebenen Fallbeispiel bestanden aber medizinische Gründe, der Patientin ein operatives Vorgehen vorzuschlagen.

Adipositas mit metabolischen Folgen

Wir hatten die Patientin im Alter von 19 Jahren erstmals kennengelernt, als sie sich wegen einem Hirsutismus (einer vermehrten Behaarung bei Frauen) in der endokrinologischen Sprechstunde vorstellte. Sie war damals noch 2 kg leichter als heute und der BMI lag bei 37 kg/m². Als Ursache für den beklagten Hirsutismus fand sich ein polyzystisches Ovarsyndrom, welches mit Adipositas assoziiert ist. Als »Nebendiagnosen« wurden bei der Abklärung des Hirsutismus ein Diabetes mellitus Typ 2, eine arterielle Hypertonie und eine Dyslipidämie festgestellt. Aufgrund erhöhter Leberwerte und des Ultraschallbefunds wurde auch eine Lebersteatose vermutet. Der Patientin wurde damals dringend eine Gewichtsreduktion empfohlen und sie wurde mehrfach in der Diabetes- und Ernährungsberatung geschult. Es wurde auch eine medikamentöse Therapie mit Metformin zur Blutzuckersenkung und eine antihypertensive Therapie eingeleitet. Von nun an wurde die Patientin regelmäßig in der Diabetes- und Ernährungsberatung betreut, wobei die Termine durch die Patientin nicht regelmäßig wahrgenommen wurden. Im weiteren Verlauf waren sowohl die Blutzucker als auch die Blutdruckeinstellung, trotz des Einsatzes mehrerer Medikamente, nicht ausreichend. Ebenfalls gelang es der Patientin nicht, Gewicht abzunehmen, trotz mehrfacher Beratung und gutem Willen.

Eine akute Komplikation der schlechten Stoffwechselkontrolle

Im Alter von 21 Jahren musste die Patientin notfallmäßig wegen einer akuten Pankreatitis hospitalisiert werden. Der Grund für die akute Pankreatitis lag in einem akuten Chylomikronen-Syndrom (einer Störung des Fettstoffwechsels) mit Triglyzeriden von über 70 mmol/l. Zu diesem Zeitpunkt war auch der Diabetes völlig entgleist bei einem HbA1c von 10,4 %. Die Patientin wurde anlässlich der Hospitalisation wieder neu instruiert, vorübergehend mit Insulin behandelt und schließlich mit zwei Medikamenten für den Diabetes und vier Medikamenten für den Blutdruck aus dem Spital entlassen. Es wurde auch erstmals eine Erhöhung der Eiweissausscheidung im Urin festgestellt.

Nach diesem akuten Ereignis war die Compliance der Patientin bezüglich der Wahrnehmung der Termine in unserer Sprechstunde besser und auch die Einnahme der Medikamente erfolgte wahrscheinlich regelmäßiger. Trotzdem ist es nicht zu einer Gewichtsreduktion gekommen und auch die Blutdruck- und Diabeteseinstellung waren im weiteren Verlauf nicht ideal. Wie an den meisten Zentren werden solche schwierigen Fälle auch am Adipositas-Zentrum Frauenfeld interdisziplinär besprochen. Anwesend sind Vertreter der Chirurgie, der Inneren Medizin, der Psychosomatik, der Ernährungsberatung, und der Physiotherapie. Als Ergebnis dieser Besprechung wurde der Patientin die Durchführung eines bariatrischen Eingriffs empfohlen. Die Patientin und ihre Familie lehnten einen bariatrischen Eingriff aber ab. Über weitere zwei Jahre versuchte sie, auf konservativem Weg Gewicht abzunehmen. Aufgrund der Tatsache, dass sich auch im weiteren Verlauf trotz der Bemühungen der Patientin kein Erfolg abzeichnete, willigte sie schließlich ein, eine Magenbypass-Operation durchführen zu lassen. Die Mutter der Patientin blieb gegenüber dem Eingriff sehr skeptisch eingestellt.

Diese Kasuistik illustriert beispielhaft eine klinische Situation, in welcher einer Patientin aus medizinischer Gründen die Durchführung eines bariatrischen Eingriffs empfohlen wird, obwohl sie selbst und ihr Umfeld gegenüber dieser Therapie sehr kritisch eingestellt sind. Die Patientin konnte schlussendlich von der Notwendigkeit des Eingriffs überzeugt werden und ließ sich trotz den persistierenden Bedenken ihrer Mutter operieren.

2.2   Konservative Therapie der Adipositas

Zu Recht wird die bariatrische Chirurgie üblicherweise von Patienten und Ärzten als letzte Option in der Behandlung der Adipositas gesehen. Eine erfolglose konservative Therapie ist eine Voraussetzung, damit ein bariatrischer Eingriff bei Patienten mit einem BMI über $35 \, kg/m^2$ überhaupt von der Krankenkasse übernommen wird. Erfahrungsgemäß ist die konservative Therapie der Adipositas mindestens mittel- bis langfristig bei vielen Patienten ungenügend wirksam, sodass diese Voraussetzung für den bariatrischen Eingriff bei den meisten Patienten leider erfüllt wird. Die konservativen Therapiemaßnahmen der Adipositas (Ernährung, Bewegung, Verhalten) sind meist nur (wenn überhaupt) kurzfristig wirksam, sodass es nach einer initialen Gewichtsabnahme in den meisten Fällen langfristig wieder zu einem Gewichtsanstieg auf oder über das Ausgangsgewicht hinaus kommt. Aber selbst der kurzfristige Effekt konservativer Therapiemaßnahmen ist absolut gesehen häufig enttäuschend, mit einer durchschnittlichen Gewichtsabnahme meist unter 10 kg. Eine Gewichtsabnahme von weniger als 10 kg ist für Patienten mit einer morbiden Adipositas und einem Ausgangsgewicht von 100–150 kg aus medizinischer Sicht unbefriedigend. Eine Gewichtsabnahme von weniger als 10 kg entspricht auch nicht den Erwartungen der Patienten. Patienten erwarten von einer Behandlung der Adipositas in der Regel eine Gewichtsabnahme von mindestens 30–40 kg, was in den allermeisten Fällen nur mit einem bariatrischen Eingriff erreicht werden kann (Foster et al. 1997). Der Einsatz von Medikamenten zur Behandlung der Adipositas kommt an unserem Adipositas-Zentrum praktisch nie in Frage, da die Wirksamkeit der verschiedenen Medikamente aus unserer klinischen Erfahrung ebenfalls ungenügend ist und nur so lange anhält, wie die Medikamente eingenommen werden. Die lebenslange Einnahme eines Medikaments, welches oft nur zu Gewichtsabnahmen von etwa 5 kg führt, kann nie gerechtfertigt sein.

2.3 Operative Therapie der Adipositas

Aufgrund der erheblichen und potenziellen Mortalität einer bariatrischen Operation müssen die Patienten, welchen ein bariatrischer Eingriff empfohlen wird, trotzdem sehr sorgfältig ausgewählt werden. Bei Patienten mit metabolischen Folgen der Adipositas wie im Fallbeispiel, besteht für einen bariatrischen Eingriff grundsätzlich eine Indikation, da es neben der Gewichtsabnahme meist auch zu einer Verbesserung der metabolischen Folgen der Adipositas kommt. Wenn die metabolischen Folgen der Adipositas mit konservativen und medikamentösen Therapien nicht kontrolliert werden können, wie in unserem Beispiel, kann die bariatrische Operation auch proaktiv empfohlen werden. Die Wirksamkeit der bariatrischen Chirurgie im Vergleich zu einer intensiven medikamentösen Therapie zur Behandlung des Typ 2-Diabetes wurde in verschiedenen randomisierten Studien untersucht. In allen Studien schnitt die bariatrische Chirurgie deutlich besser ab als die intensive medikamentöse Therapie (Mingrone et al. 2012, Schauer et al. 2012). Die Beobachtungsdauer dieser Studien umfasste allerdings meist nur wenige Jahre. In einer Studie mit 120 Patienten mit einem schlecht eingestellten Diabetes mellitus Typ 2 wurden die Patienten randomisiert zur Magenbypassoperation bzw. zu einer intensivierten medikamentösen und konservativen Therapie zugeordnet (Ikramuddin et al. 2013). Die Patienten waren durchschnittlich 49 Jahre alt, der BMI betrug 35 kg/m^2 und das HbA1c betrug 9,6 %. Untersucht wurde der kombinierte Endpunkt einer guten Blutzucker- und Blutdruckeinstellung sowie einer guten Kontrolle der Blutfette. Ein Jahr nach Beginn der Studie hatten die Patienten mit der Magenbypass-Operation eine 25 %-ige Gewichtsabnahme erreicht, während die medikamentös und konservativ behandelte Gruppe »nur« 5 % Gewicht abgenommen hatte. Die Patienten, die sich dem bariatrischen Eingriff unterzogen hatten, waren bezüglich Diabetes, Blutdruck und LDL-Cholesterin signifikant besser eingestellt als die medikamentös behandelten Patienten: 49 % der Patienten hatten ein Jahr nach dem bariatrischen Eingriff die Zielwerte bezüglich Blutzucker, Blutdruck und LDL-Cholesterin erreicht. Dies gelang mit der intensivierten medikamentösen und konservativen Therapie nur bei 19 % der Patienten. Es ist hier zu erwähnen, dass es in dieser Studie bei einem Patienten postoperativ zu einer Anastomoseninsuffizienz mit Sepsis, Hirnschlag und Beinamputation gekommen ist. Obwohl die bariatrische Chirurgie in der Wirksamkeit bezüglich Gewichtsabnahme und metabolischer Komplikationen der Adipositas einerseits hoch wirksam ist, zeigt dies andererseits, dass bei diesen chirurgischen Eingriffen die Gefahr von perioperativen Komplikationen besteht. Die Ambivalenz gegenüber einer Magenbypass-Operation ist bei der Patientin im Fallbeispiel also auch rational begründbar. Andererseits wurden bei ihr über mehrere Jahre alle konservativen Therapiemaßnahmen ausgeschöpft und es war nicht gelungen, Gewicht, Blutzucker, Blutdruck oder Blutfette ausreichend zu kontrollieren. Das Risiko des Auftretens von erheblichen Folgeerkrankungen bei Fortsetzen der ausschließlich konservativen Therapie war erheblich.

2.4 Risiko der Operation versus Risiko ohne Operation

Die Angst vor perioperativen Komplikationen war ein Hauptgrund für die Patientin, die Operation abzulehnen. Erst die Argumentation, dass es ohne Operation bei schlecht kontrollierbarer Einstellung für Diabetes, Blutdruck und Blutfetten mit hoher Wahrscheinlichkeit zu weiteren Komplikationen kommen wird, überzeugte die Patientin schließlich, sich dem Eingriff zu unterziehen. Mit der akuten Pankreatitis und einer Albuminurie waren Komplikationen bereits aufgetreten. Die Prognose wäre ohne Operation und weiter erfolgloser konservativer Therapie ungünstig gewesen. Nutzen und Risiken der Operation mussten gegeneinander abgewogen werden: Aus medizinischer Sicht wurde der mögliche Nutzen der Operation aber als deutlich größer als die Risiken angesehen.

Chancen der bariatrischen Chirurgie

Neben der Gewichtsreduktion kommt es nach einem bariatrischen Eingriff in der Regel auch zur Verbesserung des Blutzuckers, des Blutdrucks und der Blutfette. Auch die Lebensqualität nimmt nach dem bariatrischen Eingriff meist zu (Schauer et al. 2014). Es war davon auszugehen, dass sich solche Effekte längerfristig positiv auf die Prognose der Patientin auswirken. Die aktuelle Datenlage spricht dafür, dass sich das Risiko für kardiovaskuläre Ereignisse und diabetische Spätkomplikationen sowie die Mortalität durch die positiven metabolischen Effekte der bariatrischen Chirurgie reduziert (Sjöström et al. 2012, Sjöström et al. 2007).

Es ist unbestritten, dass die bariatrische Chirurgie heute die effizienteste Therapieform zur Gewichtsabnahme darstellt und die meisten Folgen der Adipositas (psychisch und somatisch) durch den Eingriff günstig beeinflusst werden. Auch bezüglich der Therapie des Typ 2 Diabetes hat die bariatrische Chirurgie heute einen hohen Stellenwert erreicht. Es ist davon auszugehen, dass in Zukunft bariatrische Eingriffe bei Patienten mit einem Diabetes mellitus Typ 2 auch bei einem BMI unter 35 kg/m^2 empfohlen werden, sofern sich die Diabeteseinstellung mit den verfügbaren Mitteln nicht adäquat kontrollieren lässt. Die verbesserte metabolische Situation dürfte sich längerfristig auch bezüglich der Entwicklung diabetischer Komplikationen lohnen.

2.5   Zusammenfassung

Eine junge Patientin mit ausgeprägten metabolischen Folgen der Adipositas wurde proaktiv für einen bariatrischen Eingriffs motiviert, obwohl sie selbst und auch ihr Umfeld gegenüber der Operation sehr ambivalent eingestellt war. Die metabolischen Komplikationen der Adipositas mit Diabetes, Hypertonie und Dyslipidämie waren aber mit konservativen und medikamentösen Therapien nicht adäquat zu kontrollieren, sodass der bariatrische Eingriff als beste Therapieoption angesehen wurde. Die bariatrische Chirurgie stellt bei adipösen Patienten unbestritten eine ausgesprochen wirksame Therapie des Diabetes dar. Randomisierte und kontrollierte Studien belegen, dass die Chirurgie bei Patienten mit Diabetes den Blutzucker effektiver senkt als eine intensivierte medikamentöse Therapie. Die Evidenz bezüglich eines positiven Effekts der bariatrischen Chirurgie auf die Komplikationen des Diabetes ist aktuell noch weniger gut belegt. Es ist aber aufgrund der bestehenden Daten anzunehmen, dass die bariatrische Chirurgie sogar einen günstigen Effekt auf die Häufigkeit kardiovaskulärer Ereignisse hat. Es gibt Hinweise, dass Krebserkrankungen und Todesfälle bei adipösen Patienten nach einem bariatrischen Eingriff weniger häufig auftreten als bei Patienten, die nicht operiert wurden.

Die Attraktivität der bariatrischen Chirurgie als effiziente Therapieoption bei adipösen Patienten mit Diabetes wird durch die mit der Operation verbundene Morbidität und Mortalität eingeschränkt. Chancen und Risiken der Operation müssen vor der Operation sorgfältig gegeneinander abgewogen werden. Die Indikation für einen Eingriff muss daher grundsätzlich zurückhaltend gestellt werden. Die konservativen Therapieoptionen müssen vor einem bariatrischen Eingriff ausgeschöpft sein. Bei richtiger Indikation stellt die bariatrische Chirurgie eine sehr wirksame Therapieoption bei adipösen Patienten mit Diabetes dar.

Bei unserem Fallbeispiel verlief die Operation komplikationslos. Bereits drei Monate nach der Operation hatte die Patientin 18 kg Gewicht abgenommen. Der Diabetes ist heute ohne Medikamente perfekt eingestellt und auch die Blutfette liegen im Normbereich. Die Blutdruckeinstellung gelingt sehr gut mit noch einem Medikament in reduzierter Dosierung. Die Patientin ist glücklich, dass sie sich für die Durchführung der Operation entschieden hat.

Literatur

Foster GD, Wadden TA, Vogt RA, Brewer G (1997) What is a reasonable weight loss? Patients' expectations and evaluations of obesity treatment outcomes. J Consulting Clin Psych 65:79-85.

Ikramuddin S, Korner J, Lee WJ, Connett JE, Inabnet WB, Billington CJ, Thomas AJ, Leslie DB, Chong K, Jeffery RW, Ahmed L, Vella A, Chuang LM, Bessler M, Sarr MG, Swain JM, Laqua P, Jensen MD, Bantle JP (2013) Roux-en-Ygastric bypass vs intensive medical management for the control of type 2 diabetes, hypertension, and hyperlipidemia: the Diabetes Surgery Study randomized clinical trial. JAMA 309:2240-2249.

Mingrone G1, Panunzi S, De Gaetano A, Guidone C, Iaconelli A, Leccesi L, Nanni G, Pomp A, Castagneto M, Ghirlanda G, Rubino F (2012) Bariatric surgery versus conventional medical therapy for type 2 diabetes. N Engl J Med 366: 1577-1585.

Schauer PR, Kashyap SR, Wolski K, Brethauer SA, Kirwan JP, Pothier CE, Thomas S, Abood B, Nissen SE, Bhatt DL (2012) Bariatric surgery versus intensive medical therapy in obese patients with diabetes. N Engl J Med 366:1567-1576.

Schauer PR, Bhatt DL, Kirwan JP, Wolski K, Brethauer SA, Navaneethan SD, Aminian A, Pothier CE, Kim ES, Nissen SE, Kashyap SR (2014) STAMPEDE Investigators. Bariatric surgery versus intensive medical therapy for diabetes – 3-year outcomes. N Engl J Med 370:2002-2013.

Sjöström L, Peltonen M, Jacobson P, Sjöström CD, Karason K, Wedel H, Ahlin S, Anveden Å, Bengtsson C, Bergmark G, Bouchard C, Carlsson B, Dahlgren S, Karlsson J, Lindroos AK, Lönroth H, Narbro K, Näslund I, Olbers T, Svensson PA, Carlsson LM (2012) Bariatric surgery and long-term cardiovascular events. JAMA 307:56-65.

Sjöström L, Narbro K, Sjöström CD, Karason K, Larsson B, Wedel H, Lystig T, Sullivan M, Bouchard C, Carlsson B, Bengtsson C, Dahlgren S, Gummesson A, Jacobson P, Karlsson J, Lindroos AK, Lönroth H, Näslund I, Olbers T, Stenlöf K, Torgerson J, Agren G, Carlsson LM (2007) Swedish Obese Subjects Study. Effects of bariatric surgery on mortality in Swedish obese subjects. N Engl J Med 357:741-752.

3   Psychodynamische Theorien der Adipositas

Gerhard Dammann

3.1   Der Stellenwert psychodynamischer Modellvorstellungen

In den letzten Jahren dominieren im Bereich der Adipositas neurobiologische, endokrinologische und genetische Theorien. Der Stellenwert der Genetik wurde bereits früh in Adoptionsstudien (Stunkard et al. 1986) nachgewiesen. Es finden sich ferner signifikante Geschlechtsunterschiede und epigenetische Einflussfaktoren (Pembrey et al. 2006). Auch evolutionstheoretische Aspekte (Nahrungsmittelverfügbarkeit), soziokulturelle Theorien (Bewegung, Wohlstand etc.) und ernährungsbezogene Faktoren finden seit Langem stärkere Beachtung.

Das Problem an psychologischen Theorien, seien es lerntheoretische Konzepte wie Verstärkermodelle oder Lernen am Modell oder die im Folgenden dargestellten psychodynamischen Modelle, ist, dass sie stark individuumzentriert sind. Durch die enorme Zunahme der Adipositas (allein um 250 % in den Jahren 1980 bis 1998; Lang und Rayner 2005) erhält das Thema der Behandlung der Adipositas zunehmende Relevanz auf breiter gesellschaftlicher Basis. Es dominiert heute eine multifaktorielle Interaktionstheorie, die alleinigen monokausalen Erklärungsansätzen keinen Stellenwert mehr einräumt. Dennoch erscheint es angemessen, die psychodynamischen Erklärungsansätze als einen Baustein weiter zu beachten. Denn aufwändige Diätprogramme (Shai et al. 2008) sowie verhaltenstherapeutische Programme helfen (Appel et al. 2011), eine Gewichtsreduktion herbeizuführen. Die Nachhaltigkeit ist aber in Frage gestellt.

Erschwert wird die Diskussion über den Stellenwert psychologischer oder psychopathologischer Faktoren durch die Frage, ob es sich um Ursachen oder Folgen handelt. Depressivität, Selbstwertprobleme, Körperschemastörungen können und werden sowohl als zugrunde liegende Ursachen für Essstörungen und Adipositas diskutiert, aber auch als deren Folgen. Im vielen Fällen lassen sich Ursache und Folge nicht ganz klar voneinander trennen. Prospektive Studien wären notwendig. Beschriebene Reaktionen auf längerdauernde Adipositas (per magna) sind ein negatives Selbstbild, negative Gefühle wegen des so erlebten permanenten Kontrollverlusts, sowie Stigmatisierung und sozialer Rückzug.

Interessanterweise deutet bereits der Psychoanalytiker Schick (1947) die Adipositas als eine eher endokrinologisch beeinflusste Störung. Insgesamt hat sich in den letzten Jahren die medizinpsychologische Betrachtungsweise klar in Richtung somatopsychisch und psychosozial und weg von psychosomatisch, verändert.

Den Befund von Stunkard (1959), dass einige Frauen mit Adipositas beim Essen kein Hungergefühl verspüren, würde man heute wohl eher mit der Dysfunktionalität bei den appetitregulierenden Hormonen (Leptin etc.) in Verbindung bringen.

Psychoanalyse ist eine Persönlichkeitstheorie, Entwicklungstheorie, Krankheitslehre und eine daraus abgeleitete Behandlungsmethode. Ihre Komplexität erschwert ihre Rezeption. Zentrale Theorie ist, dass unbewusste Faktoren und Triebe unser Denken, Handeln und Fühlen beeinflussen, was zu inneren Konflikten führen kann. Neben Konflikten thematisiert sie Entwicklungsdefizite (strukturelle Probleme) und den Einfluss von traumatischen Erfahrungen im Sinne von seelischen Verletzungen.

Noch 1968 war eine psychoanalytische Kasuistik wie die folgende nicht ungewöhnlich: »B's obesity was determined by his oedipal castration anxieties and his regression to oraldigestive gratification which he obtained in the form of milk and farinaceous foods. In this behaviour pattern he showed a manic idealization of food with the deeper meaning of submission to his parents. His greed was the outcome of an unconscious wish to be stuffed by a mother or persecutory maternal breast in order to develop fat which would keep him immobile and imprisoned as though in the maternal womb. All this caused B to be homosexual, castrated and genitally, anally and digestively attacked by his internal father and even more so by his internal phallic mother…« (Garma 1968).

Wichtige Reviews zu den psychoanalytischen Theorien der Adipositas stammen aus den 1970er und 1980er Jahren (Slochower 1987, Glucksman 1989, Buchanan 1973, Rand 1978 sowie Rand und Stunkard 1977). Es fällt auf, dass das Interesse an diesen Zugängen in den letzten zwei Jahrzehnten deutlich zurückgegangen ist. Von *der* Adipositas zu sprechen ist dabei irreführend, wie bereits Russell Lee (1959) betont hat: »It is misleading to speak of ›obesity‹ as if it were a disease entity.«

3.2 Kultur- und religionsgeschichtliche Aspekte

Die antike Typologie (Hippokrates) unterscheidet zwischen Cholerikern, Phlegmatikern (langsam, ruhig, schwerfällig), Sanguinikern und Melancholikern. Diese Vorläufer unserer heutigen Persönlichkeitstheorien haben bis heute Vorurteile gegenüber Adipösen, phlegmatisch zu sein, geprägt.

Das christlich geprägte Abendland ist zudem stark vom Askese-Ideal geprägt worden. Das Christentum ist aus einer triebfeindlichen Tradition entstanden (Sexualität nur innerhalb einer monogamen Ehe zugelassen; Fasten; Verbot von Pornographie etc.). Die Völlerei (lat. gula) wird im Mittelalter zu einer der sieben Todsünden. Adipositas wird aus dieser Tradition heraus mit »Willensschwäche« assoziiert. Das abendländische Ideal – das für Europa und Nordamerika durchaus erfolgreich wurde – besteht in Leistungsorientierung, Triebverzicht und Sublimation (»Diät- und Fitness-Kultur«; schlanke Models, die die Medien präsentieren), was Durbak schon 1979 aus psychoanalytischer Perspektive konstatierte. Der Adipöse stellt sozusagen kulturell einen Tabubruch in dieser Tradition dar (anders als im Orient oder in Polynesien). Interessanterweise verurteilen daher auch Adipöse andere Adipöse als »willensschwach«. »With this framework, obesity is seen as a moral failure. Perhaps even more striking is the fact that obese people perceive themselves as a failure; this can begin in childhood and persist into adulthood.« (Bernstein und Mandelbaum 2012). Ein großer Teil der Bevölkerung (85 %) meint noch immer, dass die Betroffenen selber Schuld seien (Hilbert et al. 2008). Leider teilen auch Ärzte diese negative Sichtweise (zu den kulturellen Stereotypien siehe auch Farrell 2004).

Es war der Psychiater Ernst Kretschmer, der in seiner Konstitutionstypologie (»Körperbau und Charakter« 1921) die antike Typologie aufgriff und weiterführte und einen Zusammenhang zwischen pyknischem Konstitutionstyp und dem dimensionalen Auftreten von Zyklothymie (normal), Zykloidie (übermäßig) und Bipolarer Störung (krankhaft) vertrat. Der gesunde Pykniker (Beispiel wäre Winston Churchill) wäre demnach zyklothym. Generell gilt er als eher gemütlich, gesellig und erträglich. Er isst gern und lässt den Dingen ihren Lauf. Allerdings schwanken seine Stimmungen auch, er ist anfällig für Stimmungstrübungen. Gilman (2006) hat den ideengeschichtlichen Kontext der deutsch-jüdischen Emigrantin Hilde Bruch im Zusammenhang mit ihren Arbeiten zu den Essstörungen erhellt.

3.3 Psychische Funktionen des Essens

Essen ist von Anfang an mehr als lebensnotwendige Kalorienzufuhr. Das kindliche Füttern (Stillen) ist mit Wohlbefinden (Lust) verbunden. Das Füttern ist somit untrennbar von der Nahrungsaufnahme auch Interaktion zwischen Mutter und Kind. Essen ist also immer implizit auch Beziehung. Nach Anna Freud (1972) sind für das Kind bis zum Alter von etwa eineinhalb Jahren Mutter und Nahrung quasi eins. Die Verbindung und Beziehung findet sich in Form von »Frustessen« bei Stress (»Trost«), Appetitlosigkeit bei starken Belastungen und in diversen Funktionen bei der Affektregulation.

Gestillt und gefüttert werden hat zudem Funktionen für die Bildung des Selbst. Die gelingende Erfahrung von genährt werden durch eine feinfühlige Mutter (»attunement«) ist eng mit der Entstehung eines kohäsiven und stabilen Gefühls des eigenen Selbst und von normalen Beziehungen zu anderen (»Objektbeziehungen«) verbunden (Glucksman 1989, S. 153). Bei einer gesunden Entwicklung verliert natürlich das Essen diese konkrete regulatorische Funktion, und ist weitgehend nur noch symbolisch präsent und wird abgelöst durch reifere Beziehungserfahrungen. Aus psychoanalytischer Perspektive könnte nun vermutet werden, dass bei Personen mit Essstörungen und Adipositas in gewissen Fällen diese Symbolisierungsbildung ausgeblieben ist und das Essen weiterhin konkretistische Selbst-Funktionen behält. Austin (2013) schlägt eine entsprechende psychoanalytische Behandlungstechnik vor.

3.4 Psychische Problembereiche

Die Literatur fokussiert auf vier Bereiche:

- Das Essverhalten (Binge Eating) (Stunkard und Koch 1964; Bruch 1961) (»Hunger«, »Sättigung« etc. werden nicht korrekt erkannt)
- »Körperschema-Störungen«
- Affekte
- Beziehungsprobleme (hier nicht als Folge von Stigmatisierung gemeint, sondern etwa das Vermeiden von Eifersucht-erzeugender Konkurrenz durch Adipositas)

Bei den Affekten gibt es Studien zur Affektregulation und insbesondere Impulsivität (Castelnuovo-Tedesco und Reiser 1988); dann zu Ängsten (Kaplan und Kaplan 1957; Slochower 1987) sowie zu Aggressivität, Depressionen und Dysphorie (Glucksman 1989). In all diesen Fällen stellt sich allerdings die Frage der Spezifität im Zusammenhang mit der Adipositas.

Die zentrale Hypothese könnte wie folgt beschrieben werden: Adipositas als Folge von Zu-viel-Essen ist assoziiert mit negativen, schwer aushaltbaren Gefühlszuständen (Ängsten, Depressionen, Leere, Einsamkeit etc.) (Holland et al. 1970). Es finden sich aber weder generalisierbare psychopathologische Befunde noch psychiatrische Störungen, was schon mindestens seit den Untersuchungen von Wadden und Stunkard (1987) bekannt ist. Allgemein gesprochen: Adipöse sind im Allgemeinen nicht schwer psychisch gestört.

Eine erste psychoanalytische Fragestellung könnte sein, warum es vergleichsweise relativ wenig Literatur und Überlegungen aus psychoanalytischer Sicht zum Thema Adipositas gibt. Ist es Ausdruck eines Widerstands, sich gerade mit diesem Thema zu beschäftigen (Ingram 1978)? Hat es mit einer unbewussten Abneigung gegen diese Patienten zu tun (Monello und Mayer 1963; Richardson et al. 1961), die weniger »attraktiv« erscheinen? Farrell (2004) hat gezeigt, welche bewussten und vorbewussten Bilder über Adipöse prägend wirksam sind.

Psychopathologie

Dass Angst und Depression bei Adipösen mit einem BMI über 34 kg/m^2 erhöht sind, ist schon lange bekannt (Sullivan et al. 1993) und gut untersucht. Der alte Satz von Greenberg (1956) »Obesity is the reverse of depression« kann somit nicht ganz stimmen. Auch scheint zwischen Adipositas und Depression eine reziproke Beziehung zu bestehen (Luppino et al. 2010). Nach der bariatrischen Operation geht die

Depressivität in den ersten sechs Monaten zurück (nimmt aber später auch wieder zu), während die Angst gleich bleibt (de Zwaan et al. 2011). Die post-operativ depressiveren Patienten nehmen auch weniger ab. Zu den Zusammenhängen von Adipositas und Persönlichkeitsstörungen sei auf die deskriptive Übersichtsarbeit von Herpertz und Engelbach (2011) verwiesen (speziell zum Narzissmus siehe Durbak 1979). Noch 1958 vermutete H. Bruch Zusammenhänge zwischen Adipositas und der Entstehung von schizophrenen Psychosen bei einer Untergruppe von Patienten.

Bariatrische Operationen und Binge Eating

Die Interaktionstheorie legt nahe, dass es eine Subgruppe von Personen gibt, bei denen die psychischen bzw. psychopathologischen Aspekte bedeutungsvoller sein könnten. Dabei ist in den letzten Jahren die Kombination von Adipositas und »Binge Eating« besonders fokussiert worden. »Overeating« und Adipositas sind nicht strikt korreliert. Aber bei einer kleineren Untergruppe findet sich gleichzeitig zur Adipositas ein »Binge Eating« (Stunkard 1959). Bei diesen Patienten sind psychische Störungen weiter verbreitet als bei Adipositas ohne Binge Eating (Yankovski et al. 1993). Bei den Adipösen mit Binge Eating ist zudem das Ausmaß der Psychopathologie mit dem Gewicht korreliert (Hay und Fairburn 1998). Interessanterweise scheint das Binge Eating-Verhalten insgesamt zuzunehmen (Johnson et al. 2001). Ein »Anti-Diät-Konzept« (Waadt et al. 1992) erscheint geradezu therapeutisch sinnvoll bei der adipösen Gruppe, die ein Binge Eating aufweist.

Vierfünftel der schwer Adipösen, die sich bariatrischer Chirurgie unterziehen, sind Frauen. Dafür kann es verschiedene Faktoren geben (stärkere Stigmatisierung, allgemein höheres Inanspruchnahmeverhalten für Therapien, mehr Köperschemastörungen etc.).

Bei Frauen ist ganz generell der Selbstwert stärker an das Gewicht gebunden als bei Männern und führt (bei negativer Veränderung) im Sinne eines circulus vitiosus zu Depressionen und Selbstwertproblemen (Striegel-Moore et al. 1993). Körperbild-Störungen sind besonders häufig bei Frauen, die gleichzeitig Binge Eating haben und bei denen die Störung früh begann. D. h. Männer ohne Binge Eating, mit spätem Beginn der Adipositas sind psychisch deutlich weniger auffällig (Cash und Hicks 1990; Mussel et al. 1996).

Obwohl bariatrische Operationen zahlreiche positive psychosoziale Auswirkungen haben können (etwa auf die Quality of Life) (Herpertz et al. 2003), nehmen Scheidungen danach zu (Rand et al. 1982) und auch die Suizidrate nimmt zu (Tindle et al. 2010; Mitchell et al. 2013). In einigen Fällen kommt es nach der bariatrischen Operation zu einer Transformation der Adipositas in eine andere Form einer Essstörung (Marino et al. 2012), was auch sonst bei der Adipostias beschrieben wurde (Shainess 1979). Auch ist Alkoholabusus bei den Patienten, die bariatrische Chirurgie erhalten wollen, verbreiteter (Kudsy et al. 2013) und sexueller Missbrauch in der Vorgeschichte häufiger, zudem haben diese Patienten ein schlechteres Outcome (Steinig et al. 2012).

3.5 Entwicklungslinien psychoanalytischer Theorien

Die psychoanalytischen Theorien zur Adipositas sind eng mit den dominierenden theoretischen Paradigmata verbunden, die da sind:

1. Triebtheorie (1895 bis ca. 1935)
2. Ich-Psychologie (ca. 1935 bis ca. 1965)
3. Selbstpsychologie (ca. 1970 bis ca. 1990)
4. Objektbeziehungstheorie (seit ca. 1960)

Triebtheorie

Nach Auffassung der Triebtheorie, die von einer Entwicklung von oraler über analer zu genitaler Phase ausging, wurde die Adipositas entweder als Regression (Rückschritt) oder Fixierung auf die orale Phase angesehen (Friedman 1972) oder mit Mangel in der oralen Phase in Verbindung gebracht. Im letzteren Fall ist dies als Fixierung zu verstehen. Zu wenig orale Befriedigung wurde gegeben. Beschrieben wurden: Eine Ersatz-Bedürfnisbefriedigung durch orale Gier (»inkorporativer Kannibalismus«; Bruch 1964); die bis heute geltende angst- und frustrationsmindernde Funktion des Essens (Rascovsky et al. 1950); magisches Denken; Persönlichkeiten, die unbefangen in sozialen Situationen und passiv abhängig sind sowie ein starkes Bedürfnis nach Zuwendung aufweisen.

In diesem Zusammenhang ist auch die Hypothese einer »oral erotogenen Zone« relevant (Alexander 1934; Bychowski 1950; Hamburger 1951), die der Ersatzfunktion dient (»Daumenlutschen«), basierend auf Freud (1905). Dieser Ansatz rückte die Adipositas aus damaliger Perspektive in die Nähe der Sucht (Alkohol, Zigaretten etc.). Blazer (1951) sprach sogar vom »obese character«. Dieser Ansatz weist einige grundlegende Probleme auf. Zwar gibt es adipöse Personen, die in ihrer Geschlechtsrolle eher unreif oder unsicher wirken. Es gibt aber durchaus sehr »männliche« und sehr »weibliche« Adipöse. Gemeint ist auch das Äußere, mehr jedoch die Identifikation und Rollen-Sicherheit. Auch scheinen mögliche Indizien für diesen Ansatz (Probleme in der Genitalität) nicht ohne eine Reflexion der komplexen neurobiologischen Zusammenhänge verstehbar zu sein. Findet sich etwa eine erektile Dysfunktion bei einem adipösen Mann, so könnte dies mit Problemen in diesem Bereich zusammenhängen, allerdings findet sich nicht selten ein Testosterondefizit bzw. Hypogonadismus als Folge einer Adipositas per magna. Beschrieben wird auch eine erhöhte Anorgasmie-Rate bei adipösen Frauen, etwa 23 % im Vergleich zu 6 % in der Studie von Morotti et al. 2013. Auch hier darf nicht zu früh eine ursächliche psychische Entstehung vermutet werden, denn bei der Adipositas wird in vielen Fällen sekundär das Selbstwertgefühl tangiert und damit die Depressivität höher und die Libido geringer sein. Sekundäre psychopathologische Aspekte (etwa aus frustranen Gewichtsreduktionsversuchen bei der Adipositas) beschrieb bereits H. Bruch (1964). Auch kann, organisch betrachtet, die genitale Vaskularisation verändert sein.

Übergewicht als (Charakter-)Panzer

Eine bis heute relativ weit verbreitete Theorie besagt, dass das starke Übergewicht als eine Art den Patienten stabilisierenden »Panzer« angesehen werden könnte. Diese Theorie beruht teilweise auf den Überlegungen von Wilhelm Reich zur Charakterbildung (»Charakteranalyse«, 1933). Charakter wird als Ausdruck internalisierter Beziehungserfahrung gesehen, der adaptive und defensive Funktionen hat. Analog kommt es auch bei den Körperrepräsentanzen zu solchen defensiven Strukturbildungen (etwa der Depressionsabwehr). Dieses Modell erfährt auch dadurch eine Renaissance, dass Körper und Psyche heute integrierter gesehen werden. Zu nennen ist das »Embodiment«-Konzept aus Psychoanalyse und Kognitionswissenschaften, das besagt, dass das Bewusstsein einen Körper benötigt und es encodierte »Körpererinnerungen« geben könnte. Das »Panzer-Modell« weist im Übrigen eine gewisse Nähe zu dem »Plomben-Modell« der Perversion auf, das Morgenthaler (1974) entwickelt hat. Analog der Perversion würde somit die Adipositas vor psychischem Zusammenbruch, Fragmentierung etc. schützen.

Ich-Psychologie

Von Seiten der Ich-Psychologie wurde beschrieben, dass das »Ich« der Adipösen mit hohen Leistungsanforderungen und einem »Ich-Ideal« konfrontiert ist, das nie erreicht werden kann. Die Ich-Funktionen sind entsprechend weniger flexibel. Es kommt zu einem Teufelskreis von hohen Ansprüchen an sich selbst (»Perfektionismus«, »Nicht-Schuldig-Werden«) und Gefühlen von Versagen und Schuld, die wiederum Trost durch Essen, Kaufen etc. induzieren. Felitti (2001) und Schenck et al. (1991) beschreiben, dass die übermäßige Nahrungsaufnahme nicht selten in einer Art »somnambulen« bzw. dissoziierten Zustand erfolgt, die Felitti (2001) aber vom Essen in der Nacht abgrenzt (»Sleep-eating should not be confused with nighttime eating (nocturnal hyperphagia)«). Zu dieser Theorierichtung gehören auch die »Ich-Regulation« des Gewichts, des Ausruhens, des Sich-Selbst-Forderns etc. und die so genannte »altruistische Abtretung«. Die Personen sind nicht selten sehr sozial (»Vereinsmeierei«), gemütlich, humorvoll (Rascovsky et al. 1950), freundlich zu anderen, was sie sich eigentlich – unbewusst – im Umgang mit sich selber wünschen würden, aber nicht können. Dieser Typus wurde in der Weltliteratur in den Figuren von Falstaff (Shakespeare), Pantagruel (Rabelais) oder Sancho Panza (Cervantes) (»panza«=Bauch) verewigt. Dieser Ansatz betont psychodynamisch die Nähe zu den affektiven Störungen (Depression), wo es ebenfalls in vielen Fällen unbewusst um das Thema von Schuld und Versagen geht. Rascovsky et al. (1950) sprechen von einem »oralen Ich«, das über eine stabile maniforme Abwehr verfügt.

Selbstpsychologie

Bereits Levy (1937) sprach im Zusammenhang mit der Adipositas von »Affekthunger« (»emotional hunger for maternal love«). Dieser »Affekthunger«, der eigentlich ein Hunger nach Zuwendung ist, wird auf Nahrungsmittel projiziert. Übermäßiges Essen kann damit auch in Verbindung mit Gefühlen von Einsamkeit und Trennung gebracht werden. Goodsitt (1983) beschreibt Probleme beim »emotionalen Spiegeln«, diese führen wiederum zu Problemen in der Selbstberuhigungsfähigkeit. Dieser Ansatz rückt die Adipositas insgesamt in die Nähe von Störungen »struktureller Leere« (Narzissmus).

Objektbeziehungstheorie

Die Objektbeziehungstheorie geht von inneren strukturbildenden Objekten aus, die in Beziehung zueinander stehen und auf Grund von Internalisierungsprozessen auf der Basis früher Beziehungserfahrungen gebildet werden. Die inneren Objektbeziehungen selbst sind unbewusst, manifestieren sich jedoch in den interpersonellen Beziehungen, den Affekten und dem Verhalten. Auch Gegenstände (Nahrung etc.) können objektalen Charakter haben. Nach diesem Ansatz wird Nahrung als ein Surrogat (Ersatz) für Beziehung verstanden oder aber als eine Art von »Para-Beziehung« zu einem kontrollierbaren Objekt. Beispiel dafür wäre etwa das Essen eines Patienten nach einer unbefriedigenden oder schwierigen Therapiesitzung. Die Nahrungsmittel können dabei stellvertretend für andere »Objekte« verschlungen, gehortet und letztlich damit kontrolliert werden (»Inkorporationen«). Auf den Versuch, schwer aushaltbare Gefühlszustände zu kontrollieren, hat Slochower (1983) hingewiesen. Dabei ist auch der so agierende Körper dabei selbst ein »Körper als Objekt«, den man belohnt, bestraft und der immer unförmiger wird. Es finden sich nicht selten »Spaltungsphantasien« in eine »dicke« (unattraktive, wertlose) und »dünne« (attraktive, begehrenswerte) Seite. Therapeutisch wichtig ist es daher, auch in der Gegenübertragung neutral zu bleiben und nicht (wie der Patient es tut) die »dicke Seite« abzulehnen. Beide »Seiten« sollten gleichwertig akzeptiert werden (Glucksman 1989, S. 165). Dazu sei ein interessanter Gedanke von Ingram (1978) vorgestellt: »The fat patient in psychoanalysis is not receiving treatment for obesity. Indeed, to do so might be to conform with his neurotic wish to maintain fatness as a preoccupation, a decoy for himself and for those around him in order to assure avoidance of deeper and more pressing issues«. Gesucht wird eigentlich die menschliche Beziehung, wie es auch die Selbstpsychologie betont. Zu nennen ist Winnicotts Konzept des »Übergangsobjekts« (1953), etwa bei einem Teddy Bär, der die abwesende Mutter repräsentiert. Dieser Ansatz sieht eine Nähe zwischen Adipositas und beispielsweise der Bulimie.

Weitere spezifische Aspekte

Sekundärer Krankheitsgewinn

In der Literatur wurde auch der sekundäre Krankheitsgewinn betont. Adipositas kann dafür eingesetzt werden, um eine Begründung zu haben, warum man im Leben erfolglos geblieben ist. Adipositas kann auch unbewusst aus Gründen (neurotischer) Sexualfurcht eingesetzt werden (siehe Richardson 1946). Immerhin geben 47 % in den Studien von Rand und Stankard (1978, 1983) an, »sich zu voll zu fühlen, um noch Sex zu haben«. Bei einer Untergruppe spielt vielleicht ein starker Widerstand gegen eine Identifikation mit dem Weiblichen eine Rolle.

»Obesegenic Mother«

Von der wichtigen Theoretikerin der Essstörungen H. Bruch (1941; 1957) stammt das Konzept der »Obesegenic mother«, analog der heute höchstumstrittenen »schizophrenogenic mother«. Die Mütter weisen demnach gegenüber ihren Kindern eine überprotektive, abhängigkeit-induzierende Haltung auf (Rascovsky et al. 1950). Dieser Muttertyp bietet dem Kind auf eine unangemessene Weise Nahrungsmittel als Ersatz für echte Beziehung an oder auch zur Befriedigung ihrer eigenen Wünsche nach Beziehung. Dies führt beim Kind zu tieferliegenden kognitiven und somatosensorischen Problemen. Das Kind kann zwischen Hunger und Sättigung nicht mehr präzise unterscheiden (zum Hunger aus triebtheoretischer Sicht siehe Bruch 1969). Essen stellt also somit auch den reproduktiven Versuch dar, die »Mutter« somatosensorisch zu repräsentieren, da sie nicht wirklich internalisiert werden konnte. »The dominant emotional patterns in the children consisted of aggressive demands on the mother for feeding, dressing and toilet care; avoidance of physical activity, sports and social contacts; greed in areas other than food (e.g. addiction to movies); and lack of open aggression to persons other than the mother. None of the children ate a well-balanced diet and generally they preferred starches. The family patterns were quite uniform. In general, the fathers were weak and unaggressive. The mothers frequently gave histories of early emotional deprivation, poverty and hunger. Their attitudes toward the children were ambivalent, combining overprotection and anxiety with overt hostility at the child's demands. The mothers consciously hoped to possess the exclusive love of their children by keeping them in a state of perpetual babyhood. They actively encouraged the children to overeat. Food seemed to symbolize love to both mother and child and also acted as a reassurance to the child against many anxieties arising from his social ostracism and his sexual conflicts« (Bruch 1941).

Beschrieben wurde in der Literatur auch, dass die Beziehung zu den (ebenfalls dicken) Vätern in vielen Fällen besser war als die Beziehung zu den Müttern, die als emotional distanziert – und schlanker – beschrieben werden. Dies ist allerdings nicht sehr spezifisch für die Adipositas.

Körperschema-Störungen

Adipöse sagen interessanterweise oft nicht »Ich bin zu dick«, sondern »Ich sehe aus wie ein fettes Monster/fetter Wal« etc. (Rand und Stunkard 1977, S. 476). Oder auch nach Operationen berichten die Patienten »alles ist schlaff«, »das hängt wie Schläuche« etc.

Eine primäre Körperschema-Störung kann Ausdruck einer frühen »strukturellen Störung« sein. Diese primären Körperschema-Störungen sollen besonders bei den Formen der Adipositas ausgeprägt sein, die bereits in der Kindheit eingesetzt haben (zu den Körperschema-Störungen siehe auch Stunkard und Mendelson 1967). Essstörungen sollten immer auf der Basis der verschiedenen Strukturniveaus näher untersucht werden. Glucksman und Hirsch (1968) konnten zeigen, dass Übergewichtige ihre Körperproportionen falsch einschätzen. Nach Bruch (1957) müssen dicke Kinder auch dick sein, um »groß«, mächtig, unverletzlich zu sein und um die unbewussten Wünsche der Eltern nach »Größe« zu erfüllen. Zur Adipositas als »Pseudo-Phallus« siehe auch Conrad (1965).

Sekundäre Körperschema-Störungen werden dagegen als Folge der langdauernden Adipositas per magna betrachtet, die auch auf Identitätsaspekte Einfluss nimmt.

Teilweise berichten psychosomatisch Tätige, dass die Selbst- und Körperbeschreibungen von schwer adipösen Personen wenig symbolisiert wirken und an die Konzepte von pensée operatoire, Alexithymie (siehe dazu Slochower 1987) oder Mentalisierungsstörung erinnerten. Hinzu kommt nicht selten eine Art von Indolenz oder »Wurstigkeit« (zur »Gefühllosigkeit« siehe auch Liberman 1957; »His humor and his obesity were reaction-formations against suffering, and they became also the vehicle of his intense death wish. His fat was no longer felt as nourishment and warmth but became »dead weight« and excrement ... which diminished little by little any libidinal impulse.«). Bei der Interpretation sollte jedoch immer auch die Möglichkeit von Verleugnungen oder Verdrängungsmechanismen in Betracht gezogen werden.

3.6 Therapiestudien

Im Grundsatz unterscheidet sich die psychoanalytisch-orientierte Therapie adipöser Patienten nicht von anderen Behandlungen (Ingram 1976). Die Wirksamkeit psychoanalytisch-orientierter Therapie konnte in der bekannten »Academy-Study« nachgewiesen werden (Rand und Stunkard 1977; 1978; 1983), bei der 147 Patienten (davon 84 mit Übergewicht) und 2/3 Frauen untersucht wurden. Nach vier Jahren hatten 25 % mehr als 20 kg verloren; 66 % immerhin mindestens 10 kg. Daneben zeigten sich nachweisbare Effekte auf das Körperschema. Dies ist zwar absolut gesehen viel, relativ gesehen, jedoch u. U. zu wenig, wenn beispielsweise von einem Gewicht von 140 kg ausgegangen wird. Hinzukommen starke Schwankungen im Therapieverlauf.

Glucksman et al. (1978) kategorisierten fünf zentrale psychodynamische Bereiche bei den Adipösen:

- Stimmung/Affekte
- Körperbild
- Mangel und Belohnung (war am häufigsten)
- Aggression/Wettbewerb (die stärkere Aggressivität von Adipösen wurde in der Vergangenheit von psychodynamischen Autoren immer wieder betont)
- Sexuelle Konflikte

Im Unterschied zu Adipösen verändern Normalgewichtige ihr Gewicht kaum im Laufe von Psychotherapien. Bei den Übergewichtigen fanden sich dagegen klare Korrelationen zwischen Gewichtsabnahme und Gewichtszunahme mit positiven, respektive negativen (79 %) psychodynamischen Konstellationen. Die Untersuchten und die Therapeuten berichteten mehrfach von Formen der »Gewichtssabotage« durch die Familie der Patienten, beispielsweise indem einem Patienten nach einem gewichtsreduzierenden Klinikaufenthalt eine Torte zur Begrüßung serviert wurde. Dies weist auf spezifische Familiendynamiken und systemische Zusammenhänge hin. Die Körperschema-Störung selbst veränderte sich nur wenig durch die Therapie und immerhin 41 % der Übergewichtigen in der Academy-Study vermieden das Betrachten im Spiegel (gegen 7 % der Normalgewichtigen). Außerdem träumten interessanterweise Übergewichtige signifikant weniger (p < 0.02), was mit Problemen im Bereich der Symbolisierungsfähigkeit interpretiert werden könnte, wobei auch neurobiologische Aspekte (Veränderungen im Blutfluss) nicht auszuschließen sind.

Eine Schwierigkeit bei psychodynamischen Modellen besteht nicht selten in der fehlenden Spezifität. So werden z. B. Probleme in der Mentalisierung oder in der Selbstwertregulation oder Traumafolgestörungen für ganz unterschiedliche Störungsbilder verantwortlich gemacht (Depressionen, Persönlichkeitsstörungen, Sucht etc.). Idealerweise sollte ein psychodynamisches Modell also möglichst spezifisch sein, um daraus therapeutische Konsequenzen ableiten und überprüfen zu können.

Interessanterweise zeigte die Studie von Beutel et al. (2006) keinen Unterschied zwischen Verhaltenstherapie und psychodynamischer Therapie, obwohl erstere Methode das Gewicht stärker interventionell fokussierte. Mit adipösen Patienten kann gut gruppenanalytisch gearbeitet werden (Becker 1960; Weiss 2006; Kiesewetter et al. 2010).

3.7 Ausblick

Die dichotom geführte Auseinandersetzung, ob mehr biologische oder mehr psychologische Faktoren für die Adipositasentstehung die entscheidendere Rolle spielen, erscheint im Lichte neuerer entwicklungspsychopathologischer Befunde auflösbar. Tierstudien von Feder et al. (2009) zeigen, dass einfühlsames und sicheres mütterliches Verhalten (»high licking and grooming« bei der Ratte) den Tierkindern gegenüber zu höherer Glucocorticoid-Rezeptor-Expression und zu niedrigen post-Stress-Corticosteron-Levels, geringerer Ängstlichkeit und später – vermutlich epigenetisch vermitteltem – eigenem höheren »licking and grooming«-Verhalten bei den Nachkommen führte (Feder et al. 2009). Mit anderen Worten, metabolischer Stress, der sich später in Diabetes, Übergewicht etc. äußern kann und psychologisch-traumatischer Stress interferieren sehr eng miteinander. Es wird schwierig sein, zu differenzieren, ob die gesunde metabolische Regulation oder die

Erfahrung des »holdings« von größerer Bedeutung ist. Möglicherweise zeigen diese Befunde auch, dass die Bedeutung von psychosozialen Belastungen (Stress, Traumatisierung etc.) bei einer Untergruppe von adipösen Patienten eine größere Rolle spielen könnte als bei anderen Personen. Der Zusammenhang zwischen Trauma und Übergewicht wurde bereits früh (Martin-Scott 1949) beschrieben (»Sudden obesity and Psychological Trauma«). Dazu sind auch Arbeiten von Ross (2009) und Midei et al. (2010) oder Dedert et al. (2010) bei Frauen mit Adipositas zu erwähnen.

Doch auch soziologische und kulturanthropologische Aspekte sollten bei der Diskussion über den Krankheitswert von Übergewicht nicht außer Acht gelassen werden. Campos (2004) spricht etwa vom »Obesity Myth«, der zu einer kulturellen Obsession für das Gewicht und seine Folgen für die Gesundheit geführt habe: »This book documents how the current barrage of claim about the supposedly devasting medical and economic consequences of ›excess‹ weight is a produce of greed, junk science and outright bigotry. It blows the whistle on a witch-hunt masquerading as a public health initiative, by exposing the invidious cultural forces that encourage us to hate our bodies if they fail to conform to an arbitrary and absurdly restrictive ideal« (Campos 2004, S. XVII).

Das Normalgewicht wurde inzwischen auf einen BMI von unter 25 kg/m^2 gesenkt, obschon die Tendenz in der Bevölkerung nach oben zeigt und es vermehrt den als »obesity paradox« (Chapman 2010) bezeichneten Befund gibt, dass Personen mit einem »Übergewicht« von BMI 25 bis 35 kg/m^2 – gerade im Alter – teilweise »gesünder« sind als die schlankeren Vergleichspersonen. Beachtet werden sollten auch kulturelle Aspekte. Afroamerikanerinnen haben ein anders Körper-Ideal und einen anderen Leidensdruck als weiße Amerikanerinnen (Kemper et al. 1994; Powell und Kahn 1995).

Zusammenfassung

- In den letzten Jahren hat sich der Schwerpunkt der Diskussion um die Adipositas-Genese in Richtung »somatischer« Ursachen verschoben.
- Vermutlich kann die Dichotomie »Problem der Seele versus Problem des Körpers« nicht mehr aufrechterhalten werden.
- Es gibt keine konsistente Psychopathologie (»From a psychiatric standpoint, obesity is neither psychopathologically nor developmentally a uniform syndrome«, Glucksman 1989)
- Bei einer Untergruppe von adipösen Patienten führen möglicherweise frühkindliche Belastungserfahrungen zu einem »Stressfolge-Syndrom«, das sowohl endokrinologische (Diabetes etc.) wie psychologische Aspekte umfasst, die in gegenseitiger Wechselwirkung stehen.
- Die gefundenen psychischen Faktoren im Zusammenhang mit Adipositas sind größtenteils unspezifisch (d. h. gelten auch für andere Störungsbilder).
- Der Wechsel von (»Über-Ich-haften«) Askeseversuchen (Diäten) und (»Es-haften«) »Rückfällen« führt selbst zu psychischen Belastungen.

- Die psychisch auffällige Untergruppe sollte parallel zur somatischen Behandlung Psychotherapie erhalten können, da wie bereits Bychowski (1950) vermutete, »that in a group of cases obesity is a somatic manifestation of a personality disturbance«.
- Bei dieser Gruppe, wo es vermehrt auch Binge Eating gibt, ist das Essen auch Trost, Kontrolle und dient der affektiven Stabilisierung (nach bariatrischer Operation ist daher ein Teil dieser Patienten »dünnhäutiger« und instabiler).
- Der Fokus der Psychotherapie sollte nicht auf der Gewichtsreduktion allein liegen, sondern auf Umgang mit Stress, schwierigen Gefühlen, Selbstwert etc.
- Dass die Behandlung einer Persönlichkeitsstörung auch das Übergewicht »mitbehandelt«, ist eher zweifelhaft.
- Mittlere Formen des Übergewichts sollten nicht pathologisiert werden.
- Behandler sollten eine gewisse Neutralität aufweisen und sich nicht nur mit dem »schlanken« (immer auch als »inneren« zu betrachtenden) Teil des Patienten verbünden.

Literatur

Alexander F (1934) The influence of psychologic factors upon gastrointestinal disturbances. Psychoanal Q 3:501-518.

Appel LJ, Clark JM, Yeh HC et al. (2011) Comparative Effectiveness of Weight-Loss Interventions in Clinical Practice. N Engl J Med 365:1959-1968.

Austin S (2013) Spatial Metaphors and Somatic Communication: The Embodiment of Multigenerational Experiences of Helplessness and Futility in an Obese Patient. J Anal Psychol 58:327-346.

Becker BJ (1960) The obese patient in group psychoanalysis. Am J Psychother 14:322-337.

Bernstein B, Mandelbaum E (2012) Psychodynamic approaches to the treatment of obesity. In: Akabas SR, Lederman SA, Moore BJ (Hrsg.) Textbook of obesity: biological, psychological and cultural influences. New York: Wiley-Blackwell. S. 84-91.

Beutel ME, Dippel A, Szczepanski M, Thiede R, Wiltink J (2006) Mid-term effectiveness of behavioral and psychodynamic inpatient treatments of severe obesity based on a randomized study. Psychother Psychosom 75:337-345.

Blazer A (1951) The obese character; psychodynamics and psychotherapy as adjuncts to medical management. Med Times 79:187-191.

Bruch H (1941) Obesity in Childhood and Personality Development. Amer J Orthopsychiatry 11:467–475.

Bruch H (1957) The importance of overweight. New York: Norton.

Bruch H (1958) Developmental Obesity and Schizophrenia. Psychiatry 21:65-70.

Bruch H (1961) Transformation of oral impulses in eating disorders. Psychiatric Q 35:458-481.

Bruch H (1964) Psychological Aspects of overeating and obesity. Psychosomatics 5:269-274.

Bruch H (1969) Obesity and Orality. Contemp Psychoanal 5:129-143.

Buchanan JR (1973) Five Year Psychoanalytic Study of Obesity. Am J Psychoanal 33:30-38.

Bychowski G (1950) On Neurotic Obesity. Psychoanal Rev 37:301-319.

Campos P (2004) The Obesity Myth: Why America's Obsession with Weight is Hazardous to Your Health. New York: Gotham.

Cash TF, Hicks KL (1990) Being fat versus thinking fat: Relationships with body image, eating behaviors, and well-being. Cogn Therapy Research 14:327-341.

Castelnuovo-Tedesco P, Reiser LW (1988) Compulsive Eating: Obesity and Related Phenomena. J Amer Psychoanal Assn 36:163-171.

Chapman IM (2010) Obesity paradox during aging. Interdisc Top Gerontol 37:20-36.

Conrad SA (1965) Phallic Aspects of Obesity. Bull Philadelphia Assoc Psychoanal 15:207-223.

Dedert EA, Becker ME, Fuemmeler BF, Braxton LE, Calhoun PS, Beckham JC (2010) Childhood traumatic stress and obesity in women: the intervening effects of PTSD and MDD. J Trauma Stress 23:785-763.

Durbak CK (1979) Treatment of the Narcissistic Resistance in a Case of Obesity. Mod Psychoanal 4:197-206.

Farrell E (2004) Obesity: How Can We Understand It? Free Associations 11:477-496.

Feder A, Nestler EJ, Charney DS (2009) Psychobiology and molecular genetics of resilience. Nature Rev Neurosc 10:446-457.

Felitti VJ (2001) Sleep-Eating and the Dynamics of Morbid Obesity, Weight Loss, and Regain of Weight in Five Patients. Permanente J 5:31-34.

Freud A (1972) Kranke Kinder – Ein Beitrag zu ihrem Verständnis. Frankfurt am Main: Fischer.

Freud S (1905) Drei Abhandlungen zur Sexualtheorie. GW 5:27-145.

Friedman S (1972) On the Presence of a Variant Form of Instinctual Regression – Oral Drive Cycles in Obesity-Bulimia. Psychoanal Q 41:364-383.

Garma A (1968) The Psychosomatic Shift Through Obesity, Migraine, Peptic Ulcer, and Myocardial Infarction in a Homosexual. Int J Psycho-Anal 49:241-245.

Gilman SL (2006) Obesity, the Jews and psychoanalysis: on shaping the category of obesity. Hist Psychiatry 17:55-66.

Glucksman ML, Hirsch J (1968) The response of obese patients to weight reduction: a clinical evaluation of behavior. Psychosom Med 30:1-11.

Glucksman ML (1989) Obesity: A psychoanalytic challenge. J Am Acad Psychoanal 17:151-171.

Glucksman ML, Rand CS, Stunkard AJ (1978) Psychodynamics of Obesity. J Amer Acad Psychoanal 6:103-115.

Goodsitt A (1983) Self-regulatory disturbances in eating disorders. Int J Eat Disord 2:51–60.

Greenberg L (1956) Denial in the Compulsive Eater and in the Obese. Rev Psicoanálisis 13:160-169.

Hamburger WW (1951) Emotional aspects of obesity. Med Clin North Am 35:483-499.

Hay P, Fairburn C (1998) The validity of the DSM-IV scheme for classifying bulimic eating disorders. Int J Eat Disord 23:7-15.

Herpertz S, Engelbach U (2011) Adipositas und Persönlichkeitsstörungen. Persönlichkeitsstörungen 15:269-278.

Herpertz S, Kielmann R, Wolf AM, Langkafel M, Senf W, Hebebrand J (2003) Does obesity surgery improve psychosocial functioning? A systematic review. Int J Obes Relat Metab Disord 27:1300-1314.

Hilbert A, Rief W, Brähler E (2008) Stigmatizing attitudes towards obesity in a representative population-based sample: Prevalence and psychosocial determinants? Obesity 16:1529-1534.

Holland J, Masling J, Copley D (1970) Mental illness in lower class normal, obese and hyperobese women. Psychosom Med 32:351-357.

Ingram DH (1976) Psychoanalytic Treatment of the Obese Person: Part I-III. Am J Psychoanal 36:35-41, 127-138, 227-235.

Ingram DH (1978) Cultural Counterresistance in the Analytic Treatment of the Obese Woman. Am J Psychoanal 38:155-161.

Johnson JG, Spitzer RL, Williams JB (2001) Health problems, impairment and illnesses associated with bulimia nervosa and binge eating disorder among primary care and obstetric gynaecology patients. Psychol Med 31:1455-1466.

Kaplan HI, Kaplan HS (1957) The psychosomatic concept of obesity. J Nerv Ment Dis 125:181-201.

Kemper KA, Sargent RG, Drane JW, Valois RF, Hussey JR (1994) Black and white females' perceptions of ideal body size and social norms. Obes Res 2:117-126.

Kiesewetter S, Köpsel A, Köpp W et al. (2010) Psychodynamic mechanism and weight reduction in obesity group therapy – first observations with different attachment styles. GMS Psycho-Social-Medicine 7:1-9.

Kretschmer E (1921) Körperbau und Charakter. Untersuchungen zum Konstitutionsproblem und zur Lehre von den Temperamenten. Berlin: Springer.

Kudsi OY, Huskey K, Grove S, Blackburn G, Jones DB, Wee CC (2013) Prevalence of preoperative alcohol abuse among patients seeking weight-loss surgery. Surg Endosc 27:1093-1097.

Lang T, Rayner G (2005) Obesity: a growing issue for European policy? J Eur Soc Policy 15:301-327.

Levy DM (1937) Primary affect hunger. Am J Psychiatry 94:643-652.

Liberman D (1957) Joviality in the Transference and the Death Instinct in an Obese Patient. Journal of the Hillside Hospital 6:292-306.

Luppino FS, de Wit LM, Bouvy PF, Stijnen T, Cuijpers P, Penninx BW, Zitman FG (2010) Overweight, obesity, and depression: a systematic review and meta-analysis of longitudinal studies. Arch Gen Psychiatry 67:220-229.

Marino JM; Ertelt TW, Lancaster K, Steffen K, Peterson L, de Zwaan M, Mitchell JE (2012) The Emergence of Eating Pathology after Bariatric

Surgery: A Rare Outcome with Important Clinical Implications. Int J Eat Disord 45:179–184.

Martin-Scott I (1949) Sudden Obesity and Psychological Trauma. Br Med J 2:1178–1179.

Midei AJ, Matthews KA, Bromberger JT (2010) Childhood abuse is associated with adiposity in midlife women: possible pathways though trait anger and reproductive hormones. Psychosom Med 72:215-223.

Mitchell JE, Crosby R, de Zwaan M, Engel S, Roerig J, Steffen K, Gordon KH, Karr T, Lavender J, Wonderlich S (2013) Possible risk factors for increased suicide following bariatric surgery. Obesity (Silver Spring) 21:665-672.

Monello LF, Mayer J (1963) Obese adolescent girls: An unrecognized ›minority‹ group? Am J Clin Nutrition 13:35–39.

Morgenthaler F (1974) Die Stellung der Perversionen in Metapsychologie und Technik. Psyche – Z Psychoanal 28:1077-1098.

Morotti E, Battaglia B, Paradisi R, Persico N, Zampieri M, Venturoli S, Battaglia C (2013) Body mass index, Stunkard Figure Rating Scale, and sexuality in young Italian women: a pilot study. J Sex Med 10:1034-1043.

Mühlhans B, Horbach T, de Zwaan M (2009) Psychiatric disorders in bariatric surgery candidates: a review of the literature and results of a German prebariatric surgery sample. Gen Hosp Psychiatry 31:414-421.

Mussell MP, Mitchell JE, de Zwaan M, Crosby RD, Seim HC, Crow SJ (1996) Clinical characteristics associated with binge eating in obese females: a descriptive study. Int J Obes Relat Metab Disord 20:324-331.

Pembrey ME, Bygren LO, Kaati G, Edvinsson S, Northstone K, Sjostrom M, Golding J (2006) Sex-specific, male-line transgenerational responses in humans. Eur J Hum Genet 14:159–166.

Powell AD, Kahn AS (1995) Racial Differences in women's desire to be thin. Int J Eating Dis 17:191-195.

Rand CS (1978) Psychodynamics of obesity. J Am Acad Psychoanal 6:103-115.

Rand CS, Stunkard AJ (1977) Psychoanalysis and Obesity. J Am Acad Psychoanal 5:459-497.

Rand C, Stunkard AJ (1978) Obesity and psychoanalysis. Am J Psychiatry 135:547-551.

Rand CS, Stunkard AJ (1983) Obesity and psychoanalysis: treatment and four-year follow-up. Am J Psychiatry 140:1140-1144.

Rand CS, Kuldau JM, Robbins L (1982) Surgery for obesity and marriage quality. JAMA 1982 247:1419-1422.

Rascovsky A, Wencelblat De Rascovsky M, Schlossberg T (1950) Basic Psychic Structure of the Obese. Int J Psycho-Anal 31:144-149.

Reich W (1933) Charakteranalyse. Wien: Selbstverlag.

Richardson SA, Goodman N, Hastorf AH, Dornbusch SM (1961) Cultural uniformity in reaction to physical disabilities. Am Sociol Rev 26:241–247.

Richardson HB (1946) Obesity and Neurosis. Psychiatric Quart 20:400–424.

Ross CA (2009) Psychodynamics of eating disorder behavior in sexual abuse survivors. Am J Psychother 63:211-226.

Russell Lee A (1959) Clinical Symposium: Psychological and Physiological Aspects of Marked Obesity in a Young Adult Female. J Hillside Hospital 8:190-215.

Schenck CH, Hurwitz TD, Bundlie SR, Mahowald MW (1991) Sleep-related eating disorders: polysomnographic correlates of a heterogeneous syndrome distinct from daytime eating disorders. Sleep 14:419-431.

Schick A (1947) Psychosomatic Aspects of Obesity. Psychoanal Rev 34:173-183.

Shai I, Schwarzfuchs D, Henkin Y et al. & Dietary Intervention Randomized Controlled Trial (DIRECT) Group (2008) Weight loss with a low-carbohydrate, Mediterranean, or low-fat diet. N Engl J Med 359:229-241.

Shainess N (1979) The Swing of the Pendulum – From Anorexia to Obesity. Am J Psychoanal 39:225-234.

Slochower J (1983) Excessive eating: The role of emotions and environment. New York: Human Sciences.

Slochower J (1987) The Psychodynamics of Obesity: A Review. Psychoanalytic Psychology 4:145-159.

Steinig J, Wagner B, Shang E, Dölemeyer R, Kersting A (2012) Sexual abuse in bariatric surgery candidates: impact on weight loss after surgery: a systematic review. Obes Rev 13:892-901.

Striegel-Moore RH, Silberstein LR, Rodin J (1993) The social self in bulimia nervosa: public self-consciousness, social anxiety, and perceived fraudulence. J Abnorm Psychol 102:297-303.

Stunkard A (1959) Obesity and Denial of Hunger. Psychosom Med 21:281-290.

Stunkard A, Koch C (1964) The Interpretation of Gastric Motility: I. Apparent Bias in the Reports of Hunger by Obese Persons. Arch Gen Psychiatry 11:74-82.

Stunkard A, Mendelson M (1967) Obesity and the Body Image: I: Characteristics of Disturbances in the Body Image of some Obese Person. Am J Psychiatry 123:1296-1300.

Stunkard AJ, Sørensen TI, Hanis C, Teasdale TW, Chakraborty R, Schull WJ, Schulsinger F (1986) An adoption study of human obesity. N Engl J Med 314:193-198.

Sullivan M, Karlsson J, Sjöström L, Backman L, Bengtsson C, Bouchard C, Dahlgren S, Jonsson E, Larsson B, Lindstedt S, et al. (1993) Swedish obese subjects (SOS) - an intervention study of obesity. Baseline evaluation of health and psychosocial functioning in the first 1743 subjects examined. Int J Obes Relat Metab Disord 17:503-512.

Tindle HA, Omalu B, Courcoulas A, Marcus M, Hammers J, Kuller LH (2010) Risk of suicide after long-term follow-up from bariatric surgery. Am J Med 123:1036-1042.

Waadt S, Laessle RG, Pirke KM (1992) Bulimie. Ursachen und Therapie. Berlin: Springer.

Wadden TA, Stunkard AJ (1987) Psychopathology and obesity. Ann N Y Acad Sci 499:55-65.

Weiss F (2006) Psychodynamic Group Psychotherapy for the Obese Disordered-Eating Adult: A Contemporary View. Group 30:337-357.

Winnicott DW (1953) Transitional objects and transitional phenomena; a study of the first not-me possession. Int J Psychoanal 34:89-97.

Yanovski SZ, Nelson JE, Dubbert BK, Spitzer RL (1993) Association of binge eating disorder and psychiatric comorbidity in obese subjects. Am J Psychiatry 150:1472-1479.

de Zwaan M, Enderle J, Wagner S, Mühlhans B, Ditzen B, Gefeller O, Mitchell JE, Müller A (2011) Anxiety and depression in bariatric surgery patients: a prospective, follow-up study using structured clinical interviews. J Affect Disord 133:61-68.

4 Adipositas als seelischer Panzer: Ein Fallbeispiel aus psychoanalytischer Sicht

Claudia Henke

Einführung

Die Entstehung der Adipositas wird als multifaktorielles Geschehen aufgefasst. Sowohl genetisch-konstitutionelle und somatische Komponenten als auch individuelle Lernvorgänge in der Sozialisation des Ernährungs- und Bewegungsverhaltens wirken zusammen. Unabhängig von der jeweils spezifischen individuellen Genese stellt das sehr heterogene Krankheitsbild der Adipositas das Ergebnis eines komplexen psychosomatischen Krankheitsgeschehens dar. Was kann an dieser Schnittstelle die psychoanalytische Sicht zu einem differenzierten Verständnis der Adipositas als psychosomatische Erkrankung beitragen?

Die Psychoanalyse als Wissenschaft des Unbewussten fokussiert in ihrer Tradition auf das, was dem vermeintlich Offenbaren, Sichtbaren zugrunde liegt. Wie wirken sich unbewusste Prozesse in unserem Seelenleben auf unser Beziehungsverhalten, auf unsere ganz eigene Art die Welt zu sehen aus – oder auf unseren Körper und die ganz individuelle Art, diesen zu erleben? In der psychoanalytischen Literatur finden sich nicht sehr viele Beiträge zum Thema Adipositas per se, was wohl u. a. daran liegt, dass sich Menschen mit einer Adipositas eher selten an einen Psychoanalytiker wenden – aber auch, weil man sich in gewisser Weise mit dem Körper in der psychoanalytischen Theorieentwicklung lange Zeit »schwer getan« hat.

Freud schreibt in *Das Ich und das Es* im Jahr 1923: »Das Ich ist vor allem ein körperliches, es ist nicht nur ein Oberflächenwesen, sondern selbst die Projektion einer Oberfläche« (Freud 1923, S. 94). Diese Feststellung betont die unauflösbare Verbindung zwischen Körper und Psyche, nicht nur hinsichtlich unserer psychophysischen Entwicklung, sondern auch in Bezug auf unser gesamtes erwachsenes Sein. Wir können den Körper nicht ohne die Psyche betrachten und die Psyche nicht ohne den Körper. Während im Jahr 1923 diese Aussage Freuds auf klinischen Beobachtungen und Erfahrungen und deren theoretischer Ableitung basierte, können wir heute u. a. dank digitaler Bildgebung sichtbar machen, dass auch scheinbar eindeutig dem Psychischen zugeordnete Vorgänge – wie beispielsweise das Gefühl der Freude – von einer neuronalen Aktivierung bestimmter Gehirnzentren begleitet werden. Es handelt sich dabei im Grunde um psychophysische Prozesse (Mentzos 2013). Die Erkenntnis, dass der Körper kausal an allen seelischen Prozessen, an Gefühlen, Gedanken und Erinnerungen beteiligt ist, ist auch ein Resultat dessen, dass das alte Leib-Seele-Problem seit den 1990er Jahren zunehmend auf interdisziplinäres Interesse gestoßen ist, etwa in den Neurowissenschaften, der Psychologie und der Psychoanalyse. Aus dem Versuch, die Psyche im

Körper zu entdecken, ist inzwischen die Erkenntnis entstanden, dass es gilt, den Körper in der Seele zu entdecken (Leuzinger-Bohleber 2013).

Aus dem Bereich der analytischen Körperpsychologie stehen Theorien zum Leib-Seele-Verhältnis zur Verfügung, die das Verständnis der Adipositas als psychosomatische Erkrankung erweitern können. Symptome werden nicht nur als Ausdruck einer bestimmten Pathologie betrachtet, sondern stellen einen Versuch dar, eine ganz spezifische Lebensgeschichte zu bewältigen. Bei diesem Versuch ist der Körper als unser »stiller Begleiter« (Hirsch 2012, S. 13) aufgrund der untrennbaren Verbindung zwischen Körper und Psyche miteinbezogen. Er kann dazu dienen, psychisches Leiden abzuwehren oder zumindest abzumildern und etwa die Funktion einer Schutzhülle übernehmen. Er kann zu einem seelischen Rückzugsort oder auch zu einem Übergangsobjekt werden. Er kann unbewusst als Teil einer frühen Bezugsperson erlebt, dementsprechend affektiv besetzt sein und behandelt werden. Er kann aber auch zum Ersatzobjekt und damit zum Ziel destruktiver Selbstanteile werden, im Sinne einer Körperdissoziation. In einer Weiterentwicklung der Objekttheorie beschreibt der Psychoanalytiker Hirsch, wie der eigene Körper aus unterschiedlichen Gründen zum Objekt des Selbst werden kann (Hirsch 2012).

Die psychoanalytischen Modelle für Psychosomatosen im engeren Sinne gehen von einer mangelhaften Symbolisierungsfähigkeit (Mentzos 2013) aus. Zu nennen sind hier die »*Regressive Resomatisierung*« (Schur 1966), das Modell der »*Alexithymie*« (Sifneos 1975), sowie »*pensee operatoire*« (Marty und De M'Uzan 1963). Es kommt zu einer Art »Denken mit dem Körper«, da psychisches Material nicht verarbeitet, d. h. nicht versprachlicht und damit nicht symbolisiert werden kann.

Die Psychoanalytikerin Böhme-Bloem beschreibt die enge Verwobenheit zwischen Nahrungsaufnahme und Beziehungserfahrung in der frühen Entwicklung des Seelenlebens. »Die erste Psychisierung des Menschen geschieht entlang des Essens bzw. entlang der nährenden Kommunikation« (Böhme-Bloem 2002, S. 94). Die Milch ist also gleichzeitig erstes und frühestes Kommunikationsmittel in der Verbindung zwischen Mutter bzw. primärer Bezugsperson und Kind und prägt so in einem kontinuierlichen transformatorischen Prozess, an dessen Anfang das körperliche Ich des Säuglings steht, die zunehmende Differenzierung zwischen körperlichen und psychischen Bereichen. Der Verlauf dieses Prozesses determiniert mit all seinen Beziehungserfahrungen letztendlich die Fähigkeit zur Symbolbildung und damit die Identität eines Menschen. Bei Entstehung und Aufrechterhaltung der Adipositas könnten beide Aspekte eine Rolle spielen: Das »*Denken mit dem Körper*« im Sinne einer Psychosomatose und die »*Verwendung des Körpers als Objekt*«. Diese Hypothese soll anhand der folgenden Fallgeschichte veranschaulicht werden.

4.1 Ein Fallbeispiel: Lebensgeschichte

Maria wurde als fünftes und letztes Kind geboren. Sie sei ein ungewolltes Kind gewesen. Vor allem vom Vater, der die Mutter zu einer Abtreibung überreden wollte, habe sie sich zeitlebens nicht geliebt gefühlt. Sie und ihr fünf Jahre älterer Bruder seien vom strengen, kontrollierenden Vater, der in der Familie als Patriarch alter Schule das absolute Sagen gehabt habe, sehr viel geschlagen worden, während die übrigen Geschwister von diesen körperlichen Sanktionen verschont geblieben seien. Ihre Mutter habe zwar das »Herz am richtigen Fleck«, jedoch habe auch sie sich den strengen Vorschriften des Vaters unterworfen und die Schläge des Vaters still toleriert, sich nicht schützend für die Kinder eingesetzt. Sogar in der Haushaltsführung, die als Ressort der Frau gelte, habe ihr der Vater genaue Vorschriften gemacht, sie kontrolliert und sanktioniert.

Über die sexuellen Übergriffe, die sie im Alter von neun bis dreizehn Jahren erlebt habe, konnte sie mit niemandem sprechen. Man habe in der Familie nicht über sich selbst, über Gefühle oder Probleme gesprochen. Irgendwie sei die Erinnerung daran verloren gegangen und erst kurz vor ihrem depressiven Zusammenbruch auf einer Autofahrt zum Heimatort ihrer Kindheit wieder aufgetaucht. Was damals als Kind sichtbar wurde, war ihr zunehmendes Übergewicht. Mit 15 Jahren habe sie dann ihren Ehemann kennengelernt, den sie mit 19 Jahren beinahe wieder normalgewichtig geheiratet habe. Sie habe für die Hochzeit als großes Ereignis im Leben einer Frau hart an sich gearbeitet und abgenommen. Ihre Hoffnung, durch die Heirat dem strengen Elternhaus zu entkommen, wurde jedoch nicht erfüllt, da sie »vom Regen in die Traufe« gekommen sei. Ihr Ehemann habe sich bald als ebenso strenger Patriarch entpuppt wie sie es vom Vater gekannt habe. Er habe ihr als Frau keinerlei Freiheiten zugestanden und ihr »das Leben zur Hölle gemacht«. Während ihrer ersten und einzigen Schwangerschaft habe sie dann sehr viel Gewicht zugenommen, das sie nach der Geburt nicht mehr verloren habe. Im Gegenteil habe sie durch zunehmendes »Frustessen« Kilo um Kilo zugelegt. Allein das unkontrollierte »In-sich-Hineinstopfen von Nahrung« – das »Leerfressen des Eisschrankes« habe ihr kurze Momente der Ruhe und Zufriedenheit verschafft, die dann jedoch zu schlechtem Gewissen und zahllosen vergeblichen Diätversuchen führten. Nach sieben Jahren Ehe und einigen gescheiterten Versuchen, ihren Ehemann zu verlassen, trennte sie sich schließlich mit Ende zwanzig. Als alleinerziehende, äußerst tüchtige und voll berufstätige Mutter finanzierte und regelte sie ihr Leben zusammen mit der Tochter tadellos und fand dafür Anerkennung. Sie ließ sich nur noch auf oberflächliche Beziehungen zu Männern ein. In dieser Zeit nahm sie auf einen Body Mass-Index BMI von 43kg/m^2 zu.

Nach dem Magenband

Im Alter von 30 Jahren wurde ihr ein Magenband eingesetzt Dies sei ihre letzte Hoffnung gewesen, denn sie habe Angst gehabt, sich »zu Tode zu fressen«.

Innerhalb von fünf Jahren halbierte sie ihr Körpergewicht. Sie nahm auf einen BMI von 19 kg/m^2 ab. In der Folgezeit, nun normalgewichtig, entwickelte sie eine Zwangsstörung in Form von Zwangshandlungen im Haushalt und eine rezidivierende depressive Störung. Im Rahmen der dritten Episode kam Maria in stationäre psychotherapeutische Behandlung, nachdem sie sich einige Wochen zuvor bei primärem Bandversagen einer Magen-Bypass-Operation unterzogen hatte. Die Operation war problemlos verlaufen und nichts an ihrem äußeren

Erscheinungsbild erinnerte an ihren ehemals adipösen Körper. Im Gegenteil handelte es sich um eine attraktive, geschmackvoll gekleidete, sorgfältig gepflegte Patientin. Im Vorgespräch war eindrucksvoll zu erleben, wie selbstsicher und kompetent sie über die Geschichte ihrer Adipositas sprach, wie sie diese mit Hilfe der Operationen und einer konsequenten Selbstdisziplin gemeistert habe – und wie sie im Gegenteil dazu regelrecht in sich zusammenbrach, als sie über ihre innere Situation, über ihr Befinden, über ihre Gefühle von jahrelanger Überforderung und Verausgabung sprach, darüber, wie sehr sie befürchte, anderen zur Last zur fallen, da sie nun nicht mehr funktioniere, nicht mehr leistungsfähig sei. Sie stelle ihre Existenz in Frage, breche wegen Kleinigkeiten in Tränen und tiefe Verzweiflung aus, könne keine Nähe mehr zu ihrem Partner empfinden und auch keine körperliche Berührung mehr ertragen.

In der stationären Psychotherapie erwies sich zunächst das Anerkennen ihrer Hilfsbedürftigkeit als schwerer Schritt. Sowohl der Leistungsverlust als auch die Zwangshandlungen, über die sie erstmals im geschützten therapeutischen Raum sprechen konnte, waren äußerst schambesetzt. Schritt für Schritt konnte sie sich vor dem Hintergrund der Inszenierung im Hier und Jetzt mit der Aufarbeitung ihrer Lebensgeschichte im Bezug auf die Entstehung der Adipositas und den verinnerlichten Elternimagos beschäftigen, die unbewusst noch immer maßgeblich ihr Selbstbild bzw. ihre Selbstwertregulation und ihr Beziehungsverhalten beeinflussten.

Der depressive Grundkonflikt

Zu Beginn der stationären Behandlung kam es durch eine zufällige Namensverwechslung zu einer suizidalen Krise. Maria ging davon aus, das Behandlungs-Team hätte entschieden, nicht sie sondern eine andere Patientin aufzunehmen, und wolle sie nun wieder loswerden. Die Aufarbeitung dieser Inszenierung führte zu der ihre Existenz und ihre Identität maßgeblich beeinflussenden Frage: »Bin ich es, die gewollt wird in dieser Welt?« Darin spiegelte sich eine tiefgreifende existentielle Verunsicherung. Die Folge war die dysfunktionale Überzeugung, nur durch übermäßige Leistung und den Verzicht auf eigenes Begehren eine Daseinsberechtigung zu erlangen. In ihrer Selbstwertregulation blieb sie auf ein ihr Anerkennung spendendes Objekt angewiesen, an welches sie gleichsam höchst ambivalent gebunden blieb. Der Verzicht auf die Entwicklung eigener Wünsche und Bedürfnisse und die Wendung aggressiver und autonomer Regungen gegen das eigene Selbst waren die Folge. Dieser beschriebene Zusammenhang ist als depressiver Grundkonflikt aus der Psychodynamik vieler Depressionen bekannt. Maria fand in ihrer Kindheit und Jugendzeit kein Gegenüber, das ihr ausreichend Halt und Schutz gegeben hätte. Stattdessen wurde sie vermutlich durch die sexuellen Übergriffe mit überflutenden Gefühlszuständen konfrontiert, die sie durch übermäßige Nahrungszufuhr zu regulieren versuchte. So konnten diese höchst verunsichernden und traumatisch wirksamen Ereignisse in Vergessenheit geraten. Vorwiegend in der Zeit ihrer unglücklichen Ehe kam es dann zur Entwicklung einer massiven Adipositas – vermutlich um die große Enttäuschung darüber abzuwehren, dass sich der Ehemann als ebenso unterdrückend, herrschsüchtig und gewalttätig erwies wie der Vater und ebenso wie dieser ihre Wünsche nach Anerkennung und Liebe nicht erfüllen konnte. Die damit verbundenen Gefühle von Schmerz, Wut und Enttäuschung wurden durch übermäßige Nahrungsaufnahme in Schach gehalten. Die Nahrungszufuhr führte jedoch nur kurzzeitig zu einem Gefühl von Beruhigung, da durch die Befriedigung der oralen Gier nur vorübergehend die Illusion entstand, nicht auf ein sie demütigendes Objekt angewiesen zu sein. Im Körperlichen wurde somit im Sinne einer somatischen Symptombildung der oben beschriebene depressive Grundkonflikt in verstellter Art und Weise sichtbar.

Im Fall von Maria führte dieser Grundkonflikt – zusammen mit anderen Faktoren – zur Adipositas - die dann wiederum ihrerseits als Ursache des psychischen Frustes deklariert werden konnte, weil es nun einen handfesten Grund für das seelische Leiden gab.

Übermäßig zu essen bzw. übergewichtig zu sein, kann ausreichen, um Angst und Depression zu unterdrücken. Es folgt eine Erleichterung, die groß genug sein kann, um die entstandene Körperfülle zu akzeptieren, ohne übermäßig darunter zu leiden. Reicht dieses Mittel nicht aus, wird durch die Vertauschung von Ursache und Wirkung der entstandene adipöse Körper für das psychische Leiden verantwortlich gemacht (Hirsch 2012, S. 185–187). Der Fall könnte veranschaulichen, warum manche adipösen Menschen nicht offensichtlich unter ihrem veränderten Körper und den damit verbundenen Einschränkungen leiden, ja gar psychisch erstaunlich symptomfrei sind. Sie kommen nicht in Kontakt mit Angst und Depression, eine Identitätsproblematik kann gemildert werden. Die körperliche Veränderung wird akzeptiert, da der Nutzen darin besteht, nicht oder nur in abgemilderter Form in Kontakt mit bestimmten schmerzhaften Emotionen zu kommen bzw. in Zustände innerer Anspannung und Bedrängnis zu geraten. An dieser Stelle kann das Stichwort des »sekundären Krankheitsgewinns« aufgeführt werden.

Einige Jahre nach der Implantation des Magenbandes entwickelte sich bei Maria eine rezidivierende depressive Erkrankung. Der ehemals durch übermäßiges Essen abgewehrte depressive Grundkonflikt führte nun zur Manifestation einer Depression. Der Psychoanalytiker Loch schreibt in diesem Zusammenhang: »Durch die Einschränkung der Nahrungszufuhr nimmt der behandelnde Arzt dem Fettsüchtigen etwas für ihn sehr wertvolles - er sollte ferner wissen, dass bei Einschränkung der Nahrungsaufnahme, sofern sie in erster Linie der Depressionsabwehr dient, die Depression sich häufig verstärkt, bzw. dann erst richtig manifest wird.« (Loch, 1999).

Das Magenband, also die mechanische Begrenzung der Essensmenge, nahm Maria die Möglichkeit, sich durch übermäßiges Essen emotional zu regulieren. Es verhalf ihr zunächst dazu, sich anderweitig psychisch zu stabilisieren. So verbrachte sie einige Zeit nach der Implantation des Magenbandes in einer beinahe euphorischen Stimmung. Durch die (mechanische) Kontrolle ihrer oralen Begierden gelang ihr – über die Kontrolle ihres eigenen Körpers in Form der Gewichtsabnahme – auch eine Entspannung im Bezug auf den depressiven Grundkonflikt. Durch die enorme äußere Änderung ihres Körperbildes wirkte sie nun attraktiv, bekam für ihre Selbstdisziplin und Tüchtigkeit in der Lebensbewältigung als alleinerziehende Mutter viel Anerkennung. Sie konnte sich in der Regulation ihres Selbstwertes autonomer und weniger angewiesen auf ein sie demütigendes Objekt fühlen. Die übertriebene Tüchtigkeit, Selbstdisziplin und Kontrolle des eigenen Begehrens führte sie dann jedoch phasenweise in Situationen, die zu krisenhaften psychophysischen Überforderungen führten und die kaum mehr Nähe in der Beziehung zum Partner zuließen. So war sie in der Zeit vor dem letzten depressiven Einbruch in einen Zustand zunehmender Überforderung geraten. Durch ihr hohes Leistungsideal (»Ich gebe 200 %!«) und der damit verbundenen Vorstellung, nur durch Verzicht und Selbstdisziplin Anerkennung zu bekommen, war es zu einer anhaltenden Überschreitung ihrer Belastungsgrenzen gekommen. Sie war auf der realen Ebene »zur rechten Hand« des Chefs geworden, wodurch es ihr gelungen war, das einst sie kontrollierende Objekt, von dem sie sich in so demütigender Art abhängig wähnte, nun ihrerseits zu kontrollieren. Gleichzeitig war sie jedoch in eine massive psychophysische Erschöpfung geraten, die wiederum zum Ausgangspunkt für einen depressiven Zusammenbruch wurde, da es ihr nicht mehr gelang, den Anforderungen ihres hohen Leistungsideals gerecht zu werden. Es folgten quälende Selbstzweifel, das Infragestellen ihrer Existenz und ein schambesetzter Erschöpfungszustand. Während ihrer Behandlung konnten diese Zusammenhänge lebensgeschichtlich aufgearbeitet werden. Während die Patientin zunächst betonte, sich nicht mehr mit ihrem Vater beschäftigen zu wollen, da ihr dieser schließlich vollkommen egal sei, tauchte eben dieser Vater in Träumen auf, die sie sehr nachdenklich stimmten. So konnte sie mit der Zeit im Wunsch, ihren ehemaligen Arbeitgeber zufriedenstellen, auch ihre Wünsche nach Anerkennung und Zuspruch seitens eines väterlichen Objekts erkennen. Zudem erkannte sie eine unverwechselbare Ähnlichkeit mit dem Verhalten des Vaters in ihren eigenen Zwangshandlungen (Identifikation mit dem Aggressor).

In diesen beiden Aspekten wird deutlich, wie ambivalent der Wunsch nach Liebe und väterlicher Anerkennung ist, wenn eben dieser Vater eine schlagender, gewalttätiger Vater ist, der wie die Mutter nicht in der Lage war, ihre weibliche Entwicklung ausreichend wohlwollend und haltgebend zu begleiten. Diese schmerzhaften und mit viel Demütigung und Wut verbundenen Erinnerungen wurden bei Maria zunächst nicht auf sprachlicher Ebene, sondern in der begleitenden Körpertherapie zugänglich.

Der Körper als (Ersatz-)Objekt

Traumatische Erfahrungen und die Erinnerungen daran können in einem dissoziativen Vorgang, der der Abwehr dient, vom bewussten Erleben ausgeschlossen werden und bleiben so vom Selbst abgetrennt. Dies kann ganze Bereiche des Mentalen betreffen oder eben auch Teile des Körper-Selbst, die dann in bestimmten Situationen wieder reaktiviert werden (Hirsch 2000).

In der Körpertherapie entwickelte die Patientin zu Beginn einen heftigen Widerstand, sich mit dem eigenen Körper auseinanderzusetzen. Es kamen Gefühle von Wut und Ohnmacht auf, die zunächst nicht zuordenbar waren. Auch ein Gefühl von »Sich-benutzt-fühlen« entstand bei der Arbeit mit dem eigenen Körper. Obgleich inzwischen seit einigen Jahren normalgewichtig, legte sie die Umrisse ihres Körpers noch immer sehr breit als voluminöses Gesamtpaket fest und traute sich kaum, ihre Becken- und Bauchregion zu erspüren. Mit der Zeit gelang es im therapeutischen Prozess, diese Gefühle und Wahrnehmungslücken in Verbindung mit zurückliegenden Beziehungserfahrungen zu bringen, wobei zunächst die Beziehung zum Vater emotional erlebbar wurde. Mit Hilfe eines roten Tuches, das sie in der Mitte ihres Körpers verortete und als Ausdruck ihres ehemals unstillbaren Hungers bezeichnete, konnte sie eine Verbindung zum Körper der Mutter in ihrem eigenen Körperbild herstellen. Im Gefühl der Abneigung gegen den eigenen Körper entdeckte sie gleichsam ein Gefühl von Abneigung gegenüber der Mutter. Die Beziehung zur Mutter, die ebenfalls übergewichtig ist, wurde bis dahin als »nur gut« bezeichnet. Entlang ihrer Körpererfahrungen stellte die Patientin fest: »Was habe ich nicht alles getan, um nicht so zu werden wie meine Mutter.«

Hier zeigt sich, wie dicht Nahrung, Mutter und Körper in der Phantasie und in den Erinnerungsspuren des Körpers verdichtet sein können. McDougall spricht in diesem Zusammenhang von einer »Fusion zwischen Körper, Psyche und Mutter« (McDougall 1989). Entlang ihrer Körpererfahrungen stieß sie auf sehr zwiespältige Gefühle gegenüber ihrer eigenen Weiblichkeit, aber auch gegenüber der bislang idealisierten Mutter. In der Identifikation mit der Mutter wurde Weiblichkeit, der weibliche Körper, abgewertet erlebt. Weiblichkeit bedeutete für sie, sich unterzuordnen und sich, bei gleichzeitigem Verzicht auf das eigene Begehren, in altruistischer Weise um andere zu kümmern.

Im Körper eingeschrieben fanden sich also konflikthafte bzw. traumatisch wirksame Beziehungserfahrungen mit bedeutsamen primären Bezugspersonen, die einst vom bewussten Erleben ausgeschlossen waren und erst unter den spezifischen therapeutischen Erfahrungen wieder emotional zugänglich und bearbeitbar wurden. »Der Körper wird gleichsam zur Deponie für psychisch Ungeklärtes«, so Plassmann im Grundriss einer analytischen Körperpsychologie, die auf der Basis der Objektbeziehungstheorie davon ausgeht, dass die psychische Entwicklung neben dem Dialog mit den Primärobjekten maßgeblich vom »Dialog mit dem eigenen Körper« beeinflusst wird. Vor diesem Hintergrund kann der Körper als Teil des Ichs, als Teil der äußeren Welt und als Abgrenzung zwischen dem Ich und der Welt dienen (Plassmann 1999).

Eine Vermutung könnte sein, dass der adipöse Körper den Ausschluss bestimmter Erinnerungen vom bewussten Erleben noch verstärken kann. So wird der adipöse Körper zum Panzer, wodurch eine psychotherapeutische Behandlung oft enorm erschwert oder ganz unmöglich werden kann.

Der Körper als selbstdestruktives Objekt

Die sexuellen Übergriffe und die körperlichen Misshandlungen wurden ihr von Personen zugefügt, für die sie gleichzeitig auch Liebesgefühle hegte. Eine solche Hassliebe bringt die betroffenen Personen, wie wir es aus der Psychotraumatologie wissen, in tiefgreifende Gefühlsverwirrungen und Loyalitätskonflikte und kann eine gesunde psychische Entwicklung weitgehend blockieren. Durch die Identifikation mit dem Aggressor, einem psychischen Abwehrmechanismus, wird versucht, eine gewisse Balance in dieser höchst zwiespältigen, konfliktbeladenen Situation herzustellen. Dieser unbewusste Vorgang zieht jedoch meist ein selbstdestruktives Verhalten nach sich, wie wir es beispielsweise von Borderline-Patienten kennen. Die unbewusste Übernahme der Schuld in der Identifikation mit dem Aggressor stellt eine »Überlebensform« dar, wobei das Opfer selbst die Schuld übernimmt. Dies führt dazu, dass die nicht symbolisierte Wut und Aggression, die ursprünglich dem Täter gilt, nun gegen die eigene Person oder eben auch gegen den eigenen Körper gerichtet wird. Durch den Vorgang der Abspaltung kann so der eigene Körper zum Objekt werden, das selbstdestruktiv verwendet wird. Durch diese Form der Dissoziation – der Körperdissoziation – kann der eigene Körper als etwas Ich-Fremdes erlebt werden und wird zu einer Art Ersatz-Objekt (Hirsch 2012).

Im vorliegenden Fallbeispiel bestünde das selbstdestruktive Verhalten bzw. die objekthafte Verwendung des eigenen Körpers im Sinne eines destruktiven Körperagierens in der übermäßigen Nahrungszufuhr, die wiederum neben vielfältigen körperlichen, z.T. vital bedrohlichen Folgeerkrankungen auch eine enorme Einschränkung der Lebensqualität zur Folge hat. Von autodestruktiven Verhaltensweisen ist die plötzliche beruhigende Wirkung bekannt: die Selbstbeschädigungshandlung wirkt wie eine intravenöse Injektion eines psychotropen Medikamentes gegen unerträgliche Spannungszustände. Auch das anfallsweise pathologische Essverhalten kann eine solche beruhigende Wirkung haben (Hirsch 2012).

4.2 Fazit

Maria profitierte von den bariatrischen Maßnahmen (Magenband, Magen-By-Pass). Vermutlich war es ihr möglich, das Magenband als implantierten Fremdkörper positiv zu besetzen und sie konnte so zu einem freieren und selbstbestimmteren Leben finden, auch das Ausmaß an vitalen Risiken durch die massive Adipositas ging zurück. Die an der Entstehung und Aufrechterhaltung der Adipositas beteiligte psychische Problematik blieb jedoch bestehen und führte in der Folge wiederum zur Symptombildung in Form einer rezidivierenden depressiven Erkrankung und einer Zwangsstörung. Das Fallbeispiel legt nahe, dass die individuelle intrapsychische Verarbeitung einer solchen Maßnahme von großer Bedeutung ist. Vermutlich hängt diese von unbewussten dynamischen Prozessen ab, die ihren Ursprung in der frühen Beziehungserfahrung mit primären Bezugsobjekten haben, wobei körperbezogene Erinnerungsspuren eine entscheidende Rolle spielen. Dies zeigt, dass die peri- und postbariatrische therapeutische Begleitung eine hohe Bedeutung haben kann.

Literatur

Böhme-Bloem C (2002) »Der Mensch ist, was er isst« – Ess-Störung als Ausdruck gestörter Identität und mangelnder Symbolbildung. In: Hirsch M (Hrsg.) Der eigene Körper als Symbol? Gießen: Psychosozial-Verlag. S. 93–114.

Freud S (1923) Das Ich und das Es. Studienausgabe Bd. III. Frankfurt am Main: Fischer Verlag.

Hirsch M (Hrsg.) (2002) Der eigene Körper als Symbol? Gießen: Psychosozial-Verlag.

Hirsch M (Hrsg.) (2011) Der eigene Körper als Objekt. Gießen: Psychosozial-Verlag.

Hirsch M (2012) »Mein Körper gehört mir ... und ich kann mit ihm machen, was ich will!« Dissozation und Inszenierung des Körpers psychoanalytisch betrachtet. Gießen: Psychosozial-Verlag.

Leuzinger-Bohleber M, Emde R, Pfeifer R (Hrsg.) (2013) Embodiment. Göttingen: Vandenhoeck & Ruprecht, S. 9–21.

Loch W (1999) Die Krankheitslehre der Psychoanalyse. Stuttgart: S. Hirzel Verlag, S. 336.

Marty R, M'Uzan M de (1963) La pensée opératoire. Revue Francaise de Psychoanalyse 27, S. 345–346.

McDougall (1989) Theater des Körpers. Stuttgart: Verlag Internationale Psychoanalyse, S. 34–37.

Mentzos S (2013) Lehrbuch der Psychodynamik. Göttingen: Vandenhoeck & Ruprecht.

Plassmann R (1993) Organwelten: Grundriss einer analytischen Körperpsychologie. In: Psyche 47, S. 261–282.

Schur M (1966) Das Es und die Regulationsprinzipien des psychischen Geschehens. Frankfurt am Main: Fischer Verlag.

5 Emotionsregulation und Monitoring der emotionalen Befindlichkeit bei Adipositas

Isa Sammet und Günter Schiepek

Sowohl in Aktionsplänen zur Prävention von Übergewicht und Adipositas (Müller 2007) als auch in der individuellen Therapie der Adipositas hat die Vermittlung von Wissen über die Bedeutung und Erreichung »gesunder« Ernährung und Bewegung einen zentralen Stellenwert. Annahmen, dass solche edukative Strategien wirksam sind, basieren implizit auf älteren Theorien, wonach Gesundheitsverhalten als Ergebnis eines vorwiegend rationalen kognitiven Bewertungsprozesses verstanden wird (z. B. Theory of reasoned action, Fishbein und Ajzen 1975; Theory of planned behavior, Ajzen 1991). Diese Modelle postulieren, dass mentale Operationen höherer Ordnung (das sog. »reflektive System«) zu kontrollierten Entscheidungen führen, die ein vernünftiges, bewusstes, intentionales und zielorientiertes Verhalten bewirken. Emotionen und Impulse werden in diesen Modellen nicht abgebildet. Essverhalten wird aber maßgeblich durch Emotionen und Impulse beeinflusst (Hofmann et al. 2011). Schon der Volksmund spricht vom »Kummerspeck« und weist damit auf den Zusammenhang zwischen Emotion und Essverhalten hin. Herpertz und Senf (2003) führen aus, dass Nahrungsaufnahme bei einer Sub-gruppe von Menschen der Spannungsabfuhr und des zumindest temporären Auf-schubs dysphorischer Gefühle dient. Das Essen dient in diesen Fällen der Emo-tionsregulation. Es findet sich eine Kopplung zwischen negativen emotionalen Zuständen und Nahrungsaufnahme, die ihre Wurzeln oft im Erlernten der frühen Kindheit hat. Eltern trösten ihre Kinder durch das Angebot von Süßigkeiten. Daraus entstehen habitualisierte Handlungen. In diesem Fall ist Übergewicht Ausdruck einer dysfunktionalen Emotionsregulation, was nicht immer mit einer nach den üblichen Kriterien krankheitswertigen psychischen Störung verbunden ist. Die Betroffenen sind psychisch unauffällig, da die psychische Problematik in der Adipositas ihren Ausdruck findet und somatisiert wird.

Theorien und Erkenntnisse, die sich mit dem Zusammenhang zwischen Emo-tionsregulation und Essverhalten beschäftigen, können wesentlich schlechter in öffentlichen Gesundheitsprogrammen und in individuellen Therapieplänen auf-gegriffen werden, da es sich um komplexe individualpsychologische Phänomene handelt. Eventuell ist dies einer der Gründe, warum die bisherigen Erfolge in der Prävention und Behandlung von Adipositas bescheiden sind. Vor diesem Hin-tergrund widmet sich dieser Beitrag dem Zusammenhang zwischen Emotion und Essverhalten. In den letzten Jahren sind zu dieser Thematik eine große Anzahl von Publikationen erschienen. Der vorliegende Beitrag hat nicht den Anspruch, einen umfassenden Überblick zu geben, sondern will nur auf die Thematik hinweisen, die in der praktischen Arbeit mit Adipösen bisher noch viel zu wenig aufgegriffen wird.

5.1 Emotionen und Emotionsregulation

Obwohl intuitiv jeder eine Vorstellung davon hat, was eine Emotion ist, stellt sich die Definition des Begriffs als schwierig heraus. Emotionsforscher konnten sich bisher nicht auf eine einheitliche Definition des Begriffs einigen. Einigkeit besteht darin, dass Emotionen eine subjektive Erlebensebene, eine kognitive und eine physiologische Ebene sowie eine Verhaltensebene haben. Eine Arbeitsdefinition, die vorläufigen Charakter hat, stammt von Oatley und Jenkins 1996 (in: Otto et al. 2000). Sie hebt besonders die Handlungsorientierung von Emotionen hervor.

»1) Eine Emotion wird üblicherweise dadurch verursacht, dass eine Person – bewusst oder unbewusst – ein Ereignis als bedeutsam für ein wichtiges Anliegen (ein Ziel) bewertet.... (2) Der Kern einer Emotion sind Handlungsbereitschaft (readiness to act) und das Nahelegen (prompting) von Handlungsplänen; eine Emotion gibt einer oder wenigen Handlungen Vorrang, denen sie Dringlichkeit verleiht. So kann sie andere mentale Prozesse oder Handlungen unterbinden oder mit ihnen konkurrieren.... (3) Eine Emotion wird gewöhnlicherweise als ein bestimmter mentaler Zustand erlebt, der manchmal von körperlichen Veränderungen, Ausdruckserscheinungen und Handlungen begleitet oder gefolgt wird.«

Emotionen sind – anders als Stimmungen – von kurzer Dauer, und auf einen spezifischen Auslöser zurückzuführen (Gross, 1998). Um auf die Anforderungen der Umwelt angemessen reagieren zu können, ist eine Regulationen von Emotionen erforderlich. Zur Emotionsregulation dienen psychische Funktionen. Emotionen können hinsichtlich ihrer Dauer, ihrer Intensität, ihres Ausdrucks und ihres spezifischen Erlebens beeinflusst werden. Die Regulation kann bewusst oder unbewusst erfolgen (Baron 2011). Die Fähigkeit, Emotionen zu regulieren, entwickelt sich bereits im frühen Kindesalter. Die neuronalen Grundlagen entsprechender regulativer Prozesse sind vermutlich hauptsächlich im präfrontalen Kortex angesiedelt (Heatherton und Wagner 2011).

5.2 Emotionen und Essverhalten

Es gibt Hinweise darauf, dass eine Subgruppe von Adipösen, insbesondere Adipöse mit Binge-Eating-Disorder, eine Emotionsregulationsstörung haben (Brockmeyer et al. 2014; Danner et al. 2014). Es existiert eine Reihe von Theorien, die sich mit diesem Zusammenhang zwischen Essverhalten und Emotionsregulation befassen. Nach der »Theorie des emotionalen Essens« wird Essen als dysfunktionale Coping-Strategie bei emotionaler Missbefindlichkeit eingesetzt (Benett et al. 2013). Zusammengefasst nach Leehr et al. (2015) oder Fischer und Munsch (2012) gibt es folgende weitere Theorien: Die »Restraint Theorie« nach Hermann und Polivy (1984) postuliert, dass restriktives Essverhalten und die damit verbundene kognitive Kontrolle durch negative Affekte unterbrochen und dadurch ein Essanfall ausgelöst wird. Die »Escape Theorie« nach Heatherton und Baumeister (1991) nimmt an, dass Essanfälle eine Strategie sind, um aversive Emotionen zu unterbrechen. Im Gegensatz zur Restraint Theory wird angenommen, dass sich negative Emotionen während des Essanfalls reduzieren, da die Aufmerksamkeit von aversiven Emotionen weggelenkt wird, jedoch nach dem Essanfall wieder zunimmt. Die »Affect Regulation Theorie« von Polivy und Hermann (1993) nimmt an, dass durch Essanfälle negative Emotionen und Stress reduziert werden.

Empirische Evidenz

Inzwischen ist der in den genannten Theorien behauptete Zusammenhang zwischen Emotionen bzw. Emotionsregulation und übermäßigem Essen bzw. Essattacken bei der sogenannten Binge-Eating-Störung und Adipositas in vielen Studien empirisch untersucht worden. Zwar sind Ergebnisse der Studien und Untersuchungsmethoden zum Teil sehr heterogen. Aber ein umfassendes Review entsprechender empirischer Untersuchungen (Leehr et al. 2015) ergab empirische Evidenz dafür, dass negative Emotionen Essattacken und übermäßiges Essen triggern. Adipöse mit oder ohne Binge Eating essen größere Mengen bei negativer als bei positiver emotionaler Befindlichkeit. Die wenigen Studien, die untersuchten, ob Essattacken bei Menschen mit Binge-Eating-Störung zu einer Verbesserung negativer Emotionen führen, bestätigten den angenommenen Zusammenhang. Die Autoren interpretieren diese Ergebnisse so, dass ein Regulationsmodell des Essverhaltens plausibel ist, das sowohl die emotionale Triggerkomponente als auch die Komponente der emotionalen Entlastung durch Essen integriert, wobei dies für Adipöse mit Essattacken mehr als für Adipöse ohne Essattacken gilt. Es wird vermutet, dass bei Menschen mit Binge-Eating-Störung eine geringere Regulationskapazität für negative Emotionen vorliegt oder dass mehr dysfunktionale Regulationsstrategien angewandt werden.

Impulsivität kann als Teil der Emotionsregulation verstanden werden. Sie ist eine Prädisposition zu schnellen, unüberlegten Reaktionen auf internale oder externale Reize, ohne Beachtung möglicher negativer Konsequenzen. Empirische Studien zur Impulsivität und erhöhtem Auftreten von Essattacken, die auf der Basis von Selbsteinschätzungsbögen durchgeführt wurden, finden erhöhte Impulsivitätswerte bei Menschen mit Adipositas im Vergleich zu normalgewichtigen Personen (Legenbauer und Meule 2014). Auch für adipöse Patienten, die sich einer bariatrischen Operation unterziehen, wurde eine erhöhte Prävalenzrate für Impulsivität gefunden (Schmidt et al. 2012).

5.3 Zwei-System-Modelle der Emotionsregulation

Hilfreich für die Erklärung dieser Phänomene der Emotionsregulation sind Zwei-System-Modelle. Strack und Deutsch (2004) nehmen ein reflektives und ein impulsives System der Informationsverarbeitung an. Dieses Modell wird ausführlich bei Hofmann et al. (2011) dargestellt. Das reflexive System operiert auf der Basis propositionaler Repräsentationen, die Planungsprozesse gewährleisten. Sie sind aufwändig und brauchen Zeit- und Gedächtniskapazität: eine erschöpfbare Ressource. Das impulsive System besteht hingegen aus assoziativen Verknüpfungen, die automatische und ressourcensparende Verarbeitung von Information gestattet. Der Ansatz der zwei Systeme impliziert, dass die Ausübung von Selbstkontrolle mit Anstrengung verbunden ist. Die sog. »Ego Depletion«-Annahme besagt, dass Ressourcen zur Selbstkontrolle limitiert sind und erschöpfbar. Empirische Evidenz im Bereich des Essverhaltens liefern Studien, die zeigen, dass Adipöse größere Portionen nach kognitiven Anstrengungen essen (Boon 2002). Nach der Lösung von Verhaltenskonflikten wird mehr ungesundes Essen konsumiert (Vohs 2000).

Klinische Implikationen

Die Zusammenhänge zwischen Emotionen, Emotionsregulation und Essverhalten haben Konsequenzen für die Art der therapeutischen Intervention bei Essgestörten. In der Psychotherapie gehört die Verbesserung der Emotionsregulation zu den häufigen Zielsetzungen bei persönlichkeitsstrukturellen Störungen. Tools zur Diagnostik liegen hierfür vor, z. B. in der psychodynamischen Orientierung mit der Strukturachse der OPD-2 (Arbeitskreis OPD). Die Wahrnehmung und die angemessene Kommunikation von Emotionen sowie die Steuerungsfähigkeit von Impulsen sind zentrale Zielgrößen von Diagnostik und Therapie. Entsprechende Techniken wurden zum Beispiel mit der strukturorientierten Psychotherapie (Rudolf 2006) bereitgestellt. Neben der Modifikation und Stabilisierung des Essverhaltens mittels Förderung der Selbstbeobachtung und -kontrolle des Patienten stehen die Stressbewältigung, die Verbesserung der sozialen Kompetenz und die Bearbeitung interpersoneller und intrapsychischer Probleme im Vordergrund der Behandlung.

Folgt man der Zwei-System-Theorie, so sollten Interventionen gewählt werden, die auf das reflektive *und* das impulsive System abzielen. Es sollte erstens versucht werden, vernunftbezogene Einstellungen durch Maßnahmen wie Edukation oder kognitive Umstrukturierung zu ändern. Zweitens sollte auf übermäßige Selbstkontrolle fokussiert werden, da diese wegen ihrer Erschöpfbarkeit den (nicht-erschöpfbaren) Impulsdurchbrüchen Vorschub leistet. Dies bezieht sich auf restriktives Essverhalten, aber auch auf Situationen, die mit zu großem emotionalem Stress (z. B. Überarbeitung) einhergehen. Drittens sollte situationale Impulsivität behandelt werden. Hierfür kommen Maßnahmen wie Selbstmonitoring, Achtsamkeit und Feedback in Betracht. Dies wird im Folgenden aufgegriffen.

Erfassung von emotionaler Dysregulation und Impulsivität

Den Studien, die Zusammenhänge zwischen Emotion und Essverhalten zeigen, liegen heterogene Konstrukte und Methoden zugrunde, die die Ergebnisse nicht immer gut vergleichbar machen. Außerdem werden unterschiedliche Emotionen erfasst (Leehr at el. 2015). Auch Impulsivität ist ein multidimensionales Konstrukt, das z. B. die Schwierigkeit der Aufmerksamkeitsfokussierung, der Hemmung von Handlungen oder der Vorausplanung betrifft. Oft werden diese Konstrukte in Selbsteinschätzungsbögen erfasst, z. B. der Barratt Impulsiveness Scale BIS (Meule et al. 2011). Mit Items wie »Ich sage Dinge, ohne darüber nachzudenken« oder »Mir wird beim Lösen von Denkaufgaben schnell langweilig« erfassen Impulsivitätsfragebögen verschiedene Dimensionen eines impulsiven und nicht störungsspezifischen Persönlichkeitsmerkmals (Legenbauer und Meule 2014). Momentane zustandsabhängige Einflüsse sind damit nicht erfassbar. Diese dürften aber gerade für das Essverhalten eine besonders hohe verhaltenssteuernde Relevanz besitzen, denn akut auftretende dysphorische Zustände können wegen der niederschwelligen Verfügbarkeit von Nahrung zeitnah durch Essen dysfunktional kompensiert werden. Deswegen wäre eine koinzidente Erfassung von Essattacken und emotionaler Befindlichkeit sowohl aus klinischer wie aus wissenschaftlicher Perspektive anzustreben.

5.4 Hochfrequentes Monitoring von Emotionen und therapeutisches Feedback

Wenn die Fähigkeit zur Regulation von Emotionen nicht nur als Persönlichkeitsmerkmal aus Fragebögen abgeleitet oder in experimentellen Designs durch Induktion von Emotionen erschlossen werden soll, dann bieten sich Monitoring-Systeme an. Mit der Hilfe von geeigneten Systemen kann die emotionale Befindlichkeit hochfrequent erfasst werden. Unter- oder Übersteuerung von Emotionen kann dann anhand der Muster in den Verlaufskurven ersichtlich werden. Beispielsweise weisen Patienten mit emotional instabiler Persönlichkeit hohe Schwankungen auf, was auf eine Untersteuerung hinweist, während depressiv oder zwanghaft eingeengte Patienten besonders geringe Schwankungen und damit eine Übersteuerung zeigen. Daraus kann indirekt auf die Fähigkeit der Emotionsregulation geschlossen werden.

Ein Monitoring-System, das zu diesem Zweck besonders geeignet ist, stellt das »Synergetic Navigationssystem SNS« dar. Neben internetbasierter Dateneingabe stellt es Visualisierungen des Ausmaßes von Schwankungen zur Verfügung. Aus diesem Grund wird das System ausführlicher vorgestellt.

Synergetic Navigationssystem SNS

Das SNS (Aas und Schiepek 2014) ist ein internetbasiertes Verfahren zur Abbildung und Analyse von Veränderungsprozessen. Es kann zur Erfassung von

Ergebnis- und Prozesskriterien verwendet werden. Es basiert auf hochfrequenten Patienten-Selbsteinschätzungen, die in der Regel täglich erhoben werden. Auch beliebige andere Erhebungsintervalle sind realisierbar, wenn die Fragestellung dies erforderlich macht. Beispielsweise könnte aus diagnostischen Gründen ein stündliches Monitoring an wenigen Tagen erfolgen, wenn dies Aufschluss über Zusammenhänge mit der konkreten Nahrungsaufnahme geben soll. Da das System die Integration verschiedener Fragebögen erlaubt, können unterschiedliche Merkmale, auch das situative Essverhalten, erfasst werden. Erfahrungen liegen vor mit störungsspezifischen Symptomen (z. B. Depressivität, Ängstlichkeit) sowie Faktoren, die als Wirkfaktoren von Psychotherapie bekannt sind (z. B. Erleben der therapeutischen Beziehung, Ressourcenaktivierung). Je nach Fragestellung können andere Merkmale durch Patienten-Selbsteinschätzungen oder auch durch Therapeuteneinschätzungen erfasst werden. Auch idiografische Zugänge mit je nach Fallkonzeption individuell formulierten Items sind möglich. Das System eignet sich insbesondere auch zur Erfassung der emotionalen Befindlichkeit. Hierfür können die Items der Skala »Dysphorische Aktivität« des »Therapy Process Questionnaire« (Schiepek et al. 2012) herangezogen werden. In einzelnen Items werden Emotionen wie Ärger, traurige Gestimmtheit, Freude, Scham etc. erfragt.

Die Auswertung der Daten geschieht auf verschiedenen Ebenen. Die resultierenden Zeitreihen stellt das System dem Anwender visuell sofort nach Abschluss der Dateneingabe zur Verfügung (▶ **Abb. 5.1**).

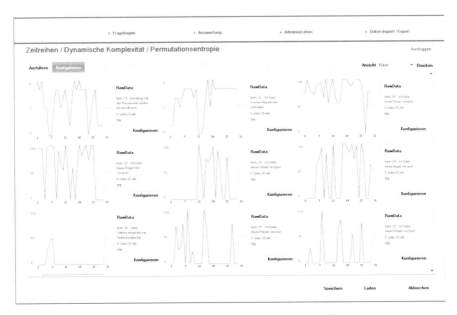

Abb. 5.1: Zeitreihen/Dynamische Komplexität/Permutationsentropie
Quelle: Eigene Darstellung.

Abbildung 5.1 zeigt beispielhaft die Verlaufskurven einer Patientin, die wegen einer emotional instabilen Persönlichkeit 29 Tage in stationär psychotherapeutischer Behandlung war (dargestellt mit dem Synergetic Navigationssystem SNS nach Aas und Schiepek 2014.) Es lag eine Adipositas (BMI 42 kg/m^2) vor. Täglich schätzte sie ihre emotionale Befindlichkeit ein. Die Kurven zeigen jeweils von links nach rechts: 1. Reihe: Die Einschätzung der Arbeit mit dem Therapeuten, das Vertrauen zu den Mitpatienten, Gefühl der Traurigkeit; 2. Reihe: Ärger/Wut, Schuld, Angst; 3. Reihe: Selbstwert, Freude, Scham. Die starken Schwankungen im Verlauf der Emotions-Selbsteinschätzungen sind für die Störung typisch. Dies kann als Ausdruck einer ausgeprägten Störung der Emotionsregulation interpretiert werden.

Zunächst ist eine Analyse nach Augenschein möglich. Verlaufsdarstellungen, etwa von Items, die auf die Emotionsregulation schließen lassen, bilden die Grundlage für Feedback-Gespräche mit dem Patienten über seinen Behandlungsverlauf. Es werden die Schwankungen in der emotionalen Befindlichkeit mit dem Patienten analysiert. Für die Entwicklung eines gemeinsamen Verständnisses des Verlaufs ist es unterstützend, dass Freitext-Kommentare, die der Patient täglich abgeben kann, eingeblendet werden können. Dadurch können Auslösesituationen für die Schwankungen nachvollzogen werden. Dies entspricht einer strukturorientierten Intervention, wie sie zur Behandlung von Störungen der Emotionsregulation auch kompatibel mit dem Modell der strukturorientierten Psychotherapie (Rudolf 2006) umgesetzt werden kann.

In einem zweiten Schritt können durch statistische Analysen auf Basis der Theorie der Synergetik »kritische Fluktuationen« des Therapieverlaufs und damit änderungssensible Phasen auch rechnerisch bestimmt werden. Dies kann in Teambesprechungen oder auch für wissenschaftliche Zwecke genutzt werden. Hierfür sind optische Darstellungen der Fluktuationen (► **Abb. 5.2**) hilfreich.

Abbildung 5.2 zeigt beispielhaft Phasen starker Schwankungen in der Selbsteinschätzung der Patientin. 42 Items, die sie täglich selbst eingeschätzt hat (Fragebogen TPQ nach Schiepek et al. 2012, dargestellt mit dem Synergetic Navigationssystem SNS nach Aas und Schiepek 2014), sind auf der Ordinate abgetragen, geordnet nach den Faktoren des Fragebogens. Faktor IV markiert die Skala der emotionalen Befindlichkeit. Auf der Abszisse sind die Fluktuationsindizes der einzelnen Items über den Zeitverlauf (einzelne Tage) hinweg dargestellt. Dunkelfarbige Kästchen markieren Zeitpunkte, die gemäß Fluktuationsindex starke Schwankungen aufweisen. Auf diese Weise können kritische Phasen der Therapie optisch leicht erkannt und mit der Patientin im Feedback-Gespräch aufgegriffen werden.

Berechnet wird der Fluktuationsindex (Schiepek und Strunk 2010) mit Hilfe der Amplitude der Schwankungen und Anzahl der Umschlagpunkte in einem gleitenden Zeitfenster mit festgelegter Fensterbreite. Dadurch ergeben sich im Falle der Erfassung von Emotionen wertvolle Informationen über die Muster der emotionalen Regulation.

Das SNS folgt dem Paradigma einer schulenübergreifenden »allgemeinen Psychotherapie«. Therapeuten müssen ihre eigene therapeutische Orientierung nicht aufgeben. Das SNS liefert stattdessen zusätzliches empirisches Datenmaterial, das in Abhängigkeit der therapeutischen Schule unterschiedlich im therapeutischen

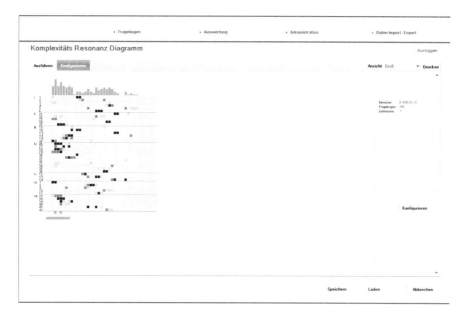

Abb. 5.2: Komplexitäts-Resonanz-Diagramm
Quelle: Eigene Darstellung.

Prozess aufgegriffen werden kann. Viele Patienten erleben das Ausfüllen der Bögen als Anlass zur Reflexion über das Tagesgeschehen. Dies unterstützt die Behandlung von Patienten mit strukturellen Störungen wegen der Verbesserung der Selbstwahrnehmung.

Feedback

Die Feedback-Gespräche, die auf Basis der Verlaufskurven mit dem Patienten geführt werden können, sind wichtige Elemente zur Verbesserung der Selbstwahrnehmung des Patienten, zur Erkennung von Reaktionsmustern und damit zur Verbesserung der Emotionsregulation. Ganz allgemein ist der positive Effekt des Einsatzes von Feedback-Systemen bekannt. Metaanalytische Befunde zeigen signifikante Effekte auf das Behandlungsergebnis und eine signifikante Reduktion von Non-Respondern in der Therapie (z. B. Lambert et al. 2011). Deswegen wird therapeutisches Feedback als evidenzbasierte Behandlungsmaßnahme (APA 2006) verstanden. Die Implementierung in die ambulante psychotherapeutische Standardversorgung wird empfohlen (Norcross und Wampold 2011).

Studien, die die Effekte des Feedbacks auf die Emotionsregulation empirisch prüfen, stehen noch aus und sind in Planung. Nach klinischem Eindruck können die Patienten aber Feedback-Gespräche gut nutzen, insbesondere weil sie auf der Basis der Analyse der erhobenen Kurven individuell und zeitnah zu besonderen Vorkommnissen, die Einfluss auf das Essverhalten hatten, durchgeführt werden konnten.

65

5.5 Fazit

Das Essverhalten wird durch multiple Faktoren beeinflusst. Edukative Maßnahmen, die Wissen über zielführende Ernährung und Bewegung vermitteln, sind ein wichtiger Baustein in der Prävention von Adipositas. Ergebnisse der Emotionsforschung zeigen aber, dass das Essverhalten auch maßgeblich von Emotionen und Impulsivität beeinflusst wird. Die Verbesserung der Emotionsregulation ist – wie bei vielen anderen Störungen auch – deswegen eine therapeutische Zielgröße in der Behandlung der Adipositas. Zur Behandlung von Emotionsregulationsstörungen stehen therapeutische Interventionstechniken der verschiedenen therapeutischen Schulen zur Verfügung. Therapeutisches Feedback auf der Basis hochfrequenter Patientenselbsteinschätzungen kann nach klinischen Erfahrungen hilfreich sein, die Verbesserung der Emotionsregulation zu erreichen. Studien zum Einsatz von Feedback in der Psychotherapie im Allgemeinen haben dies gezeigt. Für den Bereich des Essverhaltens von Adipositas sind sie in Planung.

Literatur

Aas B, Schiepek G (2014) Das Synergetische Navigationssystem SNS. In: Sammet I, Dammann G , Schiepek G. Der Psychotherapeutische Prozess. Forschung für die Praxis. Stuttgart: Kohlhammer

APA (2006) Task Force on Evidence Based Practice. Report of the 2005 Presidential Task Force on Evidence-Based. American Psychologist 61:271-285.

Ajzen I (1991) The theory of planned behavior. Organizational Behavior and Human Decision Processes 50:179–211.

Arbeitskreis OPD (2007) Operationalisierte Psychodynamische Diagnostik OPD-2. Manual für Diagnostik und Therapieplanung. 2. Auflage. Bern: Hans Huber.

Baron K (2011) Der Zusammenhang zwischen kognitiver Emotionsregulation und der Fähigkeit, negative Emotionen zu beeinflussen - eine fMRI-Studie. Dissertation zur Erlangung des Doktorgrades der Humanbiologie der Medizinischen Fakultät der Universität Ulm.

Bennett J, Greene G, Schwarz-Barcott D (2013) Perceptions of emotional eating behavior. A qualitative study of college students. Appetite 60:187-192.

Boon B, Stroebe W, Shut H, Ijntema R (2002) Ironic processes in the eating behavior of restrained eaters. Brit J Health Psychol 7:1-10.

Brockmeyer T, Skunde M, Wu M, Bresslein E, Rudofsky G, Herzog W, Friederich HC (2014) Difficulties in emotion regulation across the spectrum of eating disorders. Compr Psychiatry 55:565-571.

Danner UN, Sternheim L, Evers C (2014) The importance of distinguishing between the different eating disorders (sub)types when assessing emotion regulation strategies. Psychiatry Res 215:727-732.

Fishbein M, Ajzen I (1975) Belief, attitude, intention, and behavior: An introduction to theory and research. Reading, MA: Addison-Wesley.

Fischer S, Munsch S (2012) Selbstregulation bei Essstörungen und Adipositas - Implikationen für die Behandlung. Verhaltenstherapie, 22:158-164.

Gross JJ (1998) The emerging field of emotion regulation: An integrative review. Rev Gen Psychol 2:271-299.

Heatherton TF, Baumeister RF (1991) Binge eating as escape from self-awareness. Psychol Bull 110:86-108.

Heatherton TF, Wagner DD (2011) Cognitive neuroscience of self regulation failure. Trends Cogn Sci 15:132-139.

Herman CP, Polivy J (1984) A boundary model for the regulation of eating. In: Stunkard AB, Stellar E (Hrsg) Eating and its disorders. New York: Raven pp. 141-156.

Herpertz S, Senf W (2003) Psychotherapie der Adipositas. Dt Ärzteblatt 20:A1367-A1373.

Hofmann W, Friese M, Wiers RW (2008) Impulsive vs reflective influences on health behavior: a theoretical framework and empirical review. Health Psychology Review 2:111-137.

Hofmann W, Friese M, Müller J, Strack F (2011) Zwei Seelen wohnen ach in meiner Brust. Psychologische und philosophische Erkenntnisse zum Konflikt zwischen Impuls und Selbstkontrolle. Psychol Rundschau 61:147-166.

Lambert J, Michael J, Shimokawa K (2011). Collecting client feedback. In Norcross JC (Ed.), Psychotherapy relationships that work: Evidence-based responsiveness (2nd ed.). New York, NY US: Oxford University Press. pp. 203-223.

Leehr E, Krohmer K, Schag K, Dresler T, Zipfel S, Giel K (2015) Emotion regulation model in binge eating disorder and obesity - a systematic review. Neuroscience biobehav rev 49:125-134.

Legenbauer T, Meule A (2014) Impulsivität bei Adipositas und Binge-Eating-Störung. DNP 15:44-53

Meule A, Vögele C, Kübler A (2011) Psychometrische Evaluation der deutschen Barratt Impulsiveness Scale- Kurzversion (BIS-15). Diagnostica 57:126-133.

Müller MJ (2007) Nationaler Aktionsplan gegen das Übergewicht. www.adipositas-ge¬ sellschaft.de/.../PDF/.../Nationaler-Aktionsplan-DAG.p…

Norcross JC, Wampold BE (2011). Evidence-based therapy relationships: Research conclusions and clinical practices. In Norcross JC (Ed.) Psychotherapy relationships that work: Evidence-based responsiveness (2nd ed.). New York, NY US: Oxford University Press. pp. 423-430.

Otto J (2000) Begriffsbestimmungen. In: Otto J, Euler HA, H. Mandl (Hrsg.) Handbuch Emotionspsychologie Weinheim: Beltz, Psychologie Verlags Union. S. 11-18.

Polivy J, Hermann C (1993) Etiology of binge eating: psychological mechanisms. In: Fairburn C, Wilson G, (Eds) Binge Eating- Nature, Assessment, Treatment. New York: Guilford Press. pp 173-205.

Rudolf G (2006) Strukturbezogene Psychotherapie. Leitfaden zur psychodynamischen Therapie struktureller Störungen. Stuttgart Schattauer.

Schiepek G, Aichhorn W, Strunk G (2012) Therapy Process Questionnaire (TPQ) -A combined explorative and confirmatory factor analysis and psychometric properties. Z Psychosom Medizin Psychother 58:257-266.

Schiepek G, Strunk G (2010) The identification of critical fluctuations and phase transitions in short term and coarse-grained time series - a method for the real-time monitoring of human change processes. Biological cybernetics 102:197-207.

Schmidt F, Körber S, DeZwaan M, Müller A (2012) Impulse Control Disorders in Obese Patients. Euro Eat Disorders Rev 20:e144-e147.

Strack F, Deutsch R (2004) Reflective and impulsive determinants of social behavior. Pers Soc Psychol Rev 8:220-247.

Vohs KD, Heatherton TF (2000) Self regulatory failure: A response depletion approach. Psychol Science 11:249-254.

6   Adipositas – mikrobiologische Aspekte

Rüdiger Leins

Einführung

Seit Jahrzehnten wird der Einfluss der »Darmflora«, wie die Gesamtheit der in Dünn- und Dickdarm lebenden Mikroorganismen früher genannt wurde, auf die menschliche Gesundheit aus klinischer Perspektive diskutiert. Dem russischen Nobelpreisträger für Physiologie oder Medizin Ilja Metschnikow wird zugeschrieben, den Zusammenhang zwischen regelmäßigem Verzehr von Milchsäurebakterien und einem positiven Einfluss auf Darmflora und Gesundheit um die Jahrhundertwende zum 20. Jahrhundert bekannt gemacht zu haben. Viele Behandlungsmethoden aus dem Bereich der Naturheilverfahren beruhen auf einer mikrobiologischen Therapie (Kolb 1970) bzw. einer so genannten Symbioselenkung (Rusch 1972; Mommsen 1975). Die Hypothese, dass die Mikrobiota, also die Gesamtheit der Mikroorganismen im Darm, auch einen Einfluss auf das Körpergewicht hat, ist dagegen eine relativ neue Erkenntnis.

Neue molekularbiologische Verfahren, die nicht die Bakterien selbst identifizieren, sondern charakteristische Teile ihrer RNA vermehren und diese zu deren Identifikation nutzen, haben in den letzten Jahren dazu geführt, dass Zusammensetzung und Wirkung der Mikroorganismengesellschaft im Darm immer besser wissenschaftlich überprüft werden können. Auch im Bereich der Adipositas richtet sich deswegen das Forschungsinteresse vermehrt auf diesen Bereich. Im Jahr 2008 wurde das »Human Mikrobiome Project« durch das U.S. Department of Health and Human Services ins Leben gerufen, das über eine Projektgruppe die zahlreichen Studienergebnisse zusammenfasst und dokumentiert. Das vorliegende Kapitel gibt keinen erschöpfenden Überblick über die Literatur, sondern streicht einige interessante Aspekte heraus. Unter anderem werden Zusammenhänge mit der Ernährung deutlich gemacht.

6.1   Bakterielle Besiedlung

Alle menschlichen Körperoberflächen werden bei der Geburt und nachfolgend durch Stillen sowie die in der Umwelt vorhandenen Keime mikrobiell besiedelt. Anfänglich sind Enterobakterien und Streptokokken im Stuhl dominant, bei gestillten Säuglingen setzen sich alsbald Bifidobakterien und Ruminococcus-Arten durch, die dem Stamm der Bacteriodetes zugehören.

Die durch Kaiserschnitt entbundenen Babys haben eine andere Darm-Mikrobiota, determiniert vor allem über Haut- und Luftkeime. Möglicherweise ist eine solche Bakteriengesellschaft mit erhöhtem Risiko für Übergewicht und Adipositas im späteren Leben verbunden (Huh 2012).

Vor allem Bakterien tragen so zur Individualität ihres Wirtsorganismus bei, wie z. B. seiner Immunkompetenz (Sonnenburg 2004). Wie eng die Beziehung zwischen Wirtsorganismus und den ihn besiedelnden Mikroorganismen ist, zeigt die Erkenntnis, dass Enzyme, die bei der Synthese von Blutgruppenantigenen aktiv sind, auch in der Darmwand aktiv sind. Die von den Enzymen produzierten Glykoproteine, also Moleküle in den äußeren Membranen von Blutzellen, die u. a. die Zugehörigkeit zur Blutgruppe determinieren, dienen im Darm als Bindungsstellen für Mitglieder der Mikrobiota, um sich im Wirtsorganismus nachhaltig einzunisten (Hooper und Gordon 2001; Henry 2001).

Etwa 100 Milliarden Bakterien besiedeln den menschlichen Darm, vor allem das Ileum, den Blinddarm und den Dickdarm. In den verschiedenen Abschnitten des Magen-Darm-Traktes finden sich verschieden zusammengesetzte Bakteriengesellschaften mit jeweils unterschiedlichen Funktionen. Einerseits sind Mikroorganismengesellschaften an der Verdauung von Nährstoffen und an der Synthese von Vitaminen beteiligt. Andererseits wirken sie an der Ausbildung der Immunkompetenz des Wirtsorganismus mit, letzteres vor allem in Kontakt mit den sog. Peyerschen Plaques im Dünndarm. Insgesamt leben im Gastrointestinaltrakt etwa zehn Mal so viele Mikroorganismen wie der gesamte Organismus eigene Zellen hat (Savage 1977, Wu 2013). Die menschliche Darmmikrobiota besteht zu über 90 % aus den vier Bakterienstämmen Actinobacteria, Bacteriodetes, Firmicutes und Proteobacteria (Eckburg et al. 2005). Der relative Anteil dieser Stämme ist in Bezug auf die Adipositas bedeutsam, wie unten gezeigt werden wird.

Obwohl die Zusammensetzung der Darm-Mikrobiota gesunder Menschen sehr verschieden sein kann, kann sie dennoch gleiche physiologische Funktionen erfüllen (Bäckhed 2012). Das bedeutet, dass verschiedene Bakterienspezies aufgrund ihrer genetischen Ausstattung das für einen funktionierenden Stoffwechsel notwendige Arsenal an Signalmolekülen und nutritiven Faktoren bereitstellen können. Die Gesamtheit aller von den Bakteriengesellschaften erzeugten Metaboliten, das Metabolom, ist notwendig, um mit den Zellen des Wirts und untereinander zu kommunizieren sowie sich auf der Darmschleimhaut festzusetzen.

Je nach dominierender Bakteriengattung lassen sich die Menschen in drei Gruppen (»Enterotypen«) einteilen. Die Mikrobiota der ersten beiden Gruppen wird entweder von Vertretern der Gattung Bacteroides dominiert oder von Vertretern der Gattung Prevotella, die beide zum Stamm Bacteroidetes gehören. Die Mikrobiota der dritten Gruppe wird geprägt von Keimen der Gattung Ruminococcus, die zum Stamm der Firmicutes gerechnet werden.

Enterotypen scheinen unabhängig vom Geschlecht zu sein, korrelieren aber mit dem Lebensraum (Costello 2009; Rehman 2015), mit langfristigen Nahrungspräferenzen (Wu 2011; Ley 2005), mit dem Verwandtschaftsgrad von Individuen (Turnbaugh 2009) und der geografischen Breite des Wohnorts ihrer Wirte. Je weiter nördlich, um so höher der Anteil der Firmicutes und umso geringer der Anteil an Bacteroidetes (Suzuki und Worobey 2014).

6.2 Mikrobiota und Adipositas

Erhöhte energetische Nutzung

Firmicutes extrahieren aus der Nahrung mehr Energie als beispielsweise Bacteroidetes. Die enzymatische Ausstattung der Firmicutes versetzt sie in die Lage, einen Teil der Ballaststoffe abzubauen, und deren Bausteine somit für den Wirtsorganismus resorbierbar und energetisch nutzbar zu machen. Bereits 2006 konnte gezeigt werden, dass ein erhöhter Firmicutes- und ein verminderter Bacteriodetes-Anteil an der menschlichen Darm-Mikrobiota mit Adipositas (Ley 2005) und erhöhter Nutzung der Nahrungsenergie (Jumpertz 2011) verbunden ist.

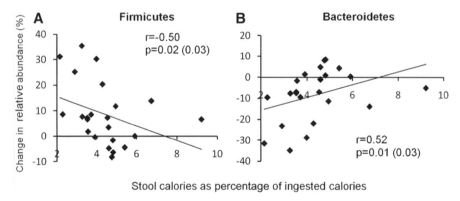

Abb. 6.1: Energiegehalt des Stuhls relativ zur aufgenommenen Energiemenge (Jumpertz 2011)

Die Darstellung zeigt den Zusammenhang zwischen der energetischen Nutzung der zugeführten Nahrungsenergie und der prozentualen Änderung zweier Bakterienspezies im Stuhl. Zu Beginn der Untersuchung wurde eine gewichtserhaltende Nahrung gegeben, darauf folgte eine Zufuhr von 2400 kcal oder 3400 kcal. Adipöse sind nach diesen Ergebnissen offenbar in der Lage, einen größeren Anteil der zugeführten Nahrungsenergie als Normalgewichtige zu verwerten (Fava 2013; Clarke 2012). Dies veranschaulicht Abb. 6.2.

Hier sei erwähnt, dass die Vielfalt der in der Nahrung enthaltenen Nährstoffe und der sie begleitenden Stoffe von den Darmbakterien nicht nur als Substrat für

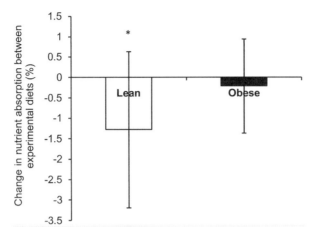

Abb. 6.2: Mittelwert und Standardabweichung des Energiegehalts im Stuhl von schlanken (n=11) und übergewichtigen (n=8) Personen nach Testmahlzeiten (Jumpertz 2011)

den eigenen Stoffwechsel genutzt, sondern teilweise in veränderter Form wieder an das Darmlumen und an die Zellen der Darmschleimhaut abgegeben wird. Beispielsweise werden kurzkettige Fettsäuren, die dem Abbau löslicher Ballaststoffe entstammen, für die Absenkung des pH- Wertes im Dickdarm und die Versorgung der Darmschleimhautzellen genutzt.

Dass die Mikrobiota ein entscheidender Einflussfaktor bei der Entwicklung einer Adipositas sein kann, legen auch Tierversuche nahe. Obwohl deren Ergebnisse nicht sicher auf den Menschen übertragen werden können, ergeben sich doch Hinweise darauf, dass ein bestimmtes Mikrobiota-Muster mit Adipositas eng korreliert ist. Wenn die Mikrobiota adipöser Menschen auf eine schlanke Maus ohne Darmbakterien übertragen wird, entstehen hier Symptome des metabolischen Syndroms (Tremaroli und Bäckhed 2012; Molinaro 2012). Aus Studien an adipösen Mäusemutanten, denen der Leptinrezeptor fehlt, ist bekannt, dass sich die Darmflora von dicken und schlanken Mäusen unterscheidet. Auch hier ist das Verhältnis von Bacteroidetes zu Firmicutes zu Gunsten der Firmicutes verschoben. Trotz einer Reduktion der Energiezufuhr nahmen die Mäuse mit der ungünstigeren Mikrobiota an Gewicht zu (Ley 2005; Bäckhed 2004).

Eine bereits oben beschriebene Erklärung für diesen Zusammenhang ist, dass die Mikrobiota die aus der Nahrung extrahierbare Energiemenge steigern kann. Aber auch der Schleimschicht auf der Darmschleimhaut kommt offenbar eine wichtige Rolle für die Resorbierbarkeit von Substanzen aus dem Darm zu. Die Dicke der Schleimschicht kann durch die Abwesenheit bestimmter Bakterien stark abnehmen, womit sie für solche Moleküle durchlässiger wird, die normalerweise gar nicht mit der Schleimhaut in Kontakt kommen, also gar nicht resorbiert werden. Ein Bakterium, das die Schleimschicht vermutlich über den unten dargestellten Mechanismus stabilisiert, ist Akkermansia muciniphila, ein Bakterium aus dem Stamm der Verrucomicrobia. Die Vermehrung dieser Spezies im Darm von Mäusen

71

besserte Symptome, die als Prädikatoren von Diabetes Typ 2 angesehen werden (Everard und Cani 2013).

Wie Abbildung 6.3 zeigt, bildet der die Epithelzellen bedeckende Schleim eine konsistente, zweigeteilte Schicht aus innerem und äußerem Mukus entlang der Innenflächen des Darms. Akkermansia muciniphila baut das Muzin ab und produziert dabei Essigsäure, Propansäure und Oligosaccharide, induziert aber auch die Bildung weiteren Schleims. Diese Substanzen dienen wiederum als Substrat für ein anderes Bakterium, das Faecalibacterium prausnitzii, das daraus Buttersäure produziert, die Hauptenergiequelle des Darmepithels.

Das gramnegative Bakterium Akkermansia muciniphila hat bei normalgewichtigen Menschen einen Anteil von drei bis fünf Prozent an der Darmflora. Bei adipösen Menschen ist der Anteil deutlich geringer (Everard und Cani 2013). In der hier zitierten Arbeit konnte gezeigt werden, dass der Anteil an diesem Bakterium in stark übergewichtigen und an Typ 2-Diabetes erkrankten Mäusen vermindert war, dass dieser Anteil aber durch Fütterung mit Probiotika normalisiert werden konnte, womit sich auch typische Marker für das metabolische Syndrom besserten. Ebenso konnten die durch fettreiche Ernährung bedingte Zunahme der Fettmasse, die Zunahme der Entzündungsparameter im Fettgewebe und die Insulinresistenz durch Behandlung mit A.muciniphila normalisiert werden.

Lipopolysaccharide

Übergewicht allein auf eine erhöhte energetische Nutzung der Nahrung durch bakterielle Tätigkeit im Darm zurückführen zu wollen, würde sicherlich den komplexen Wechselbeziehungen zwischen Darmbakterien und dem Wirtsorganismus nicht gerecht. Die bereits erwähnte Barrierestörung an der Darmschleimhaut kann nämlich nicht nur dazu beitragen, dass vermehrt Energieträger vom Darm aufgenommen werden. In der bereits erwähnten Studie von Everard und Cani aus dem Jahr 2013 wurden bei adipösen Tieren vermehrt bakterielle Lipopolysaccharide aus der Zellwand gramnegativer Bakterien in der Pfortader nachgewiesen. Von diesen LPS ist bekannt, dass sie Entzündungsreaktionen auslösen und zu einer Leckage in Zellverbänden führen, indem sie die tight junctions zwischen den Mukosazellen destabilisieren (Kucharzik 2001; Kitz 2006; Steinringer 2007).

Tight junctions sind Bänder aus Membranproteinen, die dafür sorgen, dass Schleimhautzellen fest aneinander haften. Sie stellen eine Diffusionsbarriere zwischen den Schleimhautzellen dar und stellen sicher, dass Substanzen nicht unkontrolliert zwischen den Zellen hindurchdiffundieren. Die Mechanismen, über die diese LPS eine Insulinresistenz und weitere Merkmale des metabolischen Syndroms hervorrufen, sind noch nicht geklärt. Diskutiert wird u. a., dass A. muciniphila im Darm die Bildung von Hormonen wie GLP-1 und GLP-2 (glucagon-like peptide-2) fördert, die eine antidiabetische Wirkung haben (Cani und Delzenne 2009). Eine Übersicht dazu findet sich bei Tremaroli und Bäckhed (2012). GLP-1 stimuliert die Insulinproduktion der ß-Zellen und senkt die Produktion von Glucagon in den

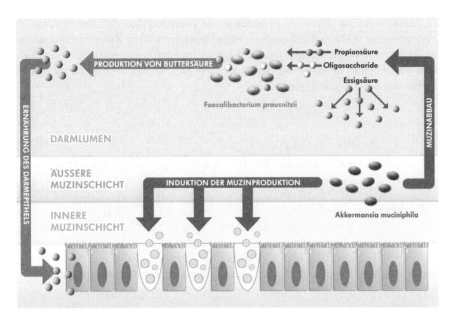

Abb. 6.3: Bedeutung von Akkermansia muciniphila im Darm (mit freundlicher Genehmigung durch MVZ Institut für Mikroökologie GmbH, D 35745 Herborn)

alpha-Zellen der Bauchspeicheldrüse. Es verzögert die Entleerung des Magens in den Darm und sorgt für ein Sättigungsgefühl.

6.3 Der Einfluss von Lebensmittel-Zusatzstoffen auf die Mikrobiota

Chassaing und Mitarbeiter (2015) untersuchten die Auswirkungen der in Lebensmitteln wie Sahne, Brühwurst und Speiseeis verwendeten Emulgatoren Carboxymethylcellulose (E 466) und Polysorbat-80 (E 433) auf die Mikrobiota von Mäusen. Die Emulgatoren wurden dem Trinkwasser der Tiere in einer relativ niedrigen Konzentration zugesetzt. Bei einem Mäusestamm mit einer Prädisposition für Darmentzündungen führten die verzehrten Mengen zu massiver Kolitis, während in einer Wildpopulation Entzündungen geringen Ausmaßes und Gewichtszunahme sowie die Symptome eines metabolischen Syndroms zu beobachten waren. Diese Symptome gingen einher mit einer veränderten Zusammensetzung des Darm-Mikrobioms. Um die bei der Wildpopulation beschriebenen Symptome auszulösen, war bei der dritten Gruppe von Mäusen mit keimfreiem Darm zunächst allerdings eine Stuhltransplantation notwendig (Chassaing et al. 2015). Auch diese Beobachtung spricht dafür, dass der Mikrobiota im Darm eine bedeutende Funktion bei der Entstehung von Zivilisationskrankheiten zukommen kann. Inwieweit diese Zusammenhänge auf den Menschen übertragbar sind und ob nicht auch weitere Lebensmittel-Zusatzstoffe zu einer Störung der Symbiose von Mikrobiota und Wirtsorganismus führen, muss noch geklärt werden.

6.4   Ausblick: Ansätze für künftige Therapien

In den Leitlinien zur Behandlung der Adipositas (DAG 2014) wird noch nicht explizit auf den Einfluss der Mikrobiota eingegangen. Humanstudien, die eine Evidenz erwarten lassen, sind bisher noch nicht in ausreichendem Maße vorhanden. Im Folgenden werden einige Studien aufgeführt, aus denen sich perspektivisch therapeutische Optionen in näherer oder fernerer Zukunft ergeben könnten.

Stuhltransplantation

Eine Möglichkeit der Adipositastherapie könnte künftig darin bestehen, die Darmmikrobita adipöser Patienten gegen die schlanker Personen auszutauschen. Dies geschieht mittels einer rektalen Stuhltransplantation. Ridaura und Mitarbeiter (2013) zeigten, dass schlanke Mäuse ohne Bakterienbesatz des Darmes ein Transplantat der Darmflora von schlanken oder adipösen menschlichen Spendern annahmen. Die Mäuse blieben in der Folge entweder schlank oder sie entwickelten dann eine Adipositas, wenn ihnen die Darmmikrobiota adipöser Spender übertragen worden war.

Gabe von Pro- und Präbiotika

Lebende Mikroorganismen, die als Therapeutika eingesetzt werden, werden als Probiotika bezeichnet (Salminen 1999). Zu den Präbiotika gehören Kohlenhydrate wie Oligofruktose oder Lactulose. Diese können nicht von den Enzymen des menschlichen Verdauungssystems abgebaut und verstoffwechselt werden, dafür aber von denen darmbewohnender Mikroorganismen (Diplock 1999). Eine klinische Studie mit präadipösen Patienten ergab nach Einnahme von 21g Oligofruktose pro Tag über zwölf Wochen eine leichte Gewichtsabnahme von $1,03 \pm 0,43$ kg. In der Vergleichsgruppe, in der statt Oligofruktose Maltodextrin gegeben wurde, nahmen die Probanden durchschnittlich um $0,45 \pm 0,31$ kg zu. Ferner verminderte sich in der Präbiotika-Gruppe die Konzentration von Ghrelin. Präbiotika führen bei chronisch entzündlichen Darmerkrankungen sowie bei Infektionskrankheiten zu Verbesserungen der Symptomatik (Sanders 2013, Weichselbaum 2009).

Die Fülle neuer Forschungsergebnisse über die menschliche Darmmikrobiota lässt erwarten, dass hier ein weiterer Ansatzpunkt für Prävention und Therapie der Adipositas gefunden wurde. Allerdings muss betont werden, dass die oben vorgestellten Therapiemöglichkeiten wenig sinnvoll erscheinen, wenn nicht bereits im Vorfeld einer Erkrankung der Verzehr solcher Nahrungsmittel eingeschränkt wird, die bekanntermaßen der Entwicklung einer Adipositas Vorschub leisten.

Literatur

Bäckhed F, Ding H, Wang T, Hooper LV, Koh GY, Nagy A, Semenkovic Cf, Gordon JI (2004) The gut microbiota as an environmental factor that regulates fat storage. PNAS 101:15718-15723.

Bäckhed F, Fraser CM, Ringel Y, Sanders ME, Sartor RB, Sherman PM, Versalovic J, Young V, Finlay BB (2012) Defining a healthy human gut microbiome: current concepts, future directions, and clinical applications. Cell Host Micro 12:611-622.

Cani PD, Delzenne NM (2009) The role of the gut microbiota in energy metabolism and metabolic disease. Curr Pharm Des 15: 1546-1558.

Chassaing B, Koren O, Goodrich JK, Poole AC, Srinivasan S, Ley RE, Gewirtz AT (2015) Dietary emulsifiers impact the mouse gut microbiota promoting colitis and metabolic syndrome. Nature 519:92-96.

Clarke SF, Murphy EF, Nilaweera K, Ross PR, Shanahan F, O'Toole PW (2012) The gut microbiota and its relationship to diet and obesity. Gut Microbes 3:186-202.

Costello EK, Lauber CL, Hamady M, Fierer N, Gordon JI, Knight R (2009) Bacterial community variation in human body habitats across space and time. Science 326:1694-1697.

Deutsche Adipositas Gesellschaft (2014) Interdisziplinäre Leitlinie der Qualität S3 zur »Prävention und Therapie der Adipositas«. Deutsche Adipositas Gesellschaft Martinsried.

Diplock AT, Aggett PJ, Ashwell M (1999) Scientific concepts of functional foods in Europe. Consensus document. Br J Nutr [Suppl 1] 81:1–27.

Eckburg PB, Bik EM, Bernstein CN, Purdom E, Dethlefsen L, Sargent M, Gill SR, Nelson KE, Relman DA (2005) Diversity of the Human Intestinal Microbial Flora. *Science* 308:1635-1638.

Everard A, Cani PD (2013) Diabetes, obesity and gut microbiota. Best Pract Res Clin Gastroenterol 27:73-83.

Fava F, Gitau F, Griffin BA, Gibson GR, Tuohy KM, Lovegrove JA (2013) The type and quantity of dietary fat and carbohydrate alter fecal microbiome and short chain fatty acid excretion in a metabolic syndrome ›at-risk‹ population. Int J. Obes 37:216-223.

Jumpertz R, Le DS, Turnbaugh PJ, Trinidad C, Bogardus C, Gordon JI, Krakoff J (2011) Energy-balance studies reveal associations between gut microbes, caloric load, and nutrient absorption in humans. Am J Clin Nutr 94:58-65.

Henry SM (2001). Molecular diversity in the biosynthesis of GI tract glycoconjugates. A blood group related chart of microorganism receptors. Transfus Clin Biol 8:226-230.

Hooper LV, Gordon JI (2001) Commensal host-bacterial relationships in the gut. Science 292:1115-1118.

Huh SY, Rifas-Shiman SI, Zera CA, Edwards JWR, Oken E, Weiss ST, Gillman MW (2012) Delivery by caesarean section and risk of obesity in prescool age children: a prospective cohort study. *Arch Dis Child* 97:610-616.

Kitz R, Rose MA, Borgmann A, Schubert R, Zielen S (2006) Systemic and bronchial inflammation following LPS inhalation in asthmatic and healthy subjects. J Endotoxin Res.12:367-7417.

Kolb H (1970): Die mikrobiologische Therapie allergischer Krankheiten. Phys Med Rehab Kuror 11:242-245.

Kucharzik T, Walsh SV, Chen J, Parkos CA, and Nusrat A (2001) Neutrophil transmigration in inflammatory bowel diseases is associated with differential expression of epithelial intercellular junction proteins. Am J Pathol 159:2001-2009.

Ley RE, Bäckhed F, Turnbaugh P, Lozupone CA, Knight RD, Gordon JI (2005) Obesity alters gut microbial ecology. Proc Natl Acad Sci U S A 102:11070-11075.

Molinaro F, Paschetta E, Cassader M, Gambino R, Musso G (2012) Probiotics, prebiotics, energy balance, and obesity – mechanistic insights and therapeutic implications. Gastroenterol Clin North America 41:843-854.

Mommsen H (1975) Zur Behandlung der Infektanfälligkeit des Kindes durch Symbioselenkung. MMW Fortschritte der Medizin 93:881-884.

Rehman A, Rausch P, Wang J, Skieceviciene J, Kiudelis D, Bhagalia K, Amarapurkar D, Kupcinskas L, Schreiber S, Rosenstiel P, Baines JF, Ott S (2015) Geographical patterns of the standing and active human gut microbiome in health and IBD. Gut gutjnl-2014-308341.

Ridaura VK, Faith JJ, Rey FE, Cheng J, Duncan AE, Kau AL, Griffin NW, Lombard V, Henrissat B, Bain JR, Muehlbauer MJ, Ilkayeva O, Semenkovich CF, Funai K, Hayashi DK, Lyle BJ, Martini MC, Ursell LK, Clemente JC, Van Treuren W, Walters WA, Knight R, Newgard CB, Heath AC, Gordon JI (2013) Gut microbiota from twins discordant for obesity modulate metabolism in mice. Science 341:1241214.

Roberfroid M, Gibson GR, Hoyles L, McCartney AL, Rastall R, Rowland I, Wolvers D, Watzl B, Szajewska H, Stahl B, Guarner F, Respondek F, Whelan K, Coxam V, Davicco MJ, Leotoing L, Wittrant Y, Delzenne NM, Cani PD, Neyrinck AM Meheust A (2010) Prebiotic effects: metabolic and health benefits. Br. J. Nutr. 104 (Suppl. 2) 1-63.

Rusch V (1972) Wissenschaftliche Grundlagen der Symbioselenkung und Therapie. Phys Med. Rehab Kuror 13:122-129.

Salminen S, Ouwehand A, Benno Y (1999) Probiotics: how should they be defined? Trend Food Sci Technol 10:107-110.

Sonnenburg JL, Angenent LT, Gordon JI (2004) Getting a grip on things: how do communities of bacterial symbionts become established in our intestine? Nat Immunol 5:569.

Sanders ME, Guarner F, Guerrant R, Holt PR, Quigley EMM, Sartor RB, Sherman PM, Mayer EA (2013) An update on the use and investigation of probiotics in health and disease. Gut 62:787-796.

Savage DC (1977) Microbial ecology of the gastrointestinal tract. Ann Rev Microbiol 31:107-133.

Steinringer EM (2007) Differenzierte Zytokinantwort in humanen Vollblutproben nach Stimulation mit Lipopolysaccharid unterschiedlicher Bakterienstämme. Inaugural-Dissertation, Universität Bonn.

Suzuki TA, Worobey M (2014) Geographical variation of human gut microbial composition. Biol Lett 10:20131037.

Tremaroli V, Bäckhed F (2012) Functional interactions between the gut microbiota and host metabolism. Nature 489:242-249.

Turnbaugh P, Hamady M, Yatsunenko T, Cantarel BL, Duncan A, Ley RE, Sogin ML, Jones WJ, Roe BA, Affourtit JP, Egholm M, Henrissat B, Heath AC, Knight R, Gordon JI (2009) A core gut microbiome in obese and lean twins. Nature 457:480-484.

Weichselbaum E (2009) Probiotics and health: a review of the evidence. Nutrit Bull 34:340-373.

Wu GD, Lewis JD (2013) Analysis of the human gut microbiome and association with disease. Clin Gastroenterol Hepatol 11:774-777.

Wu GD, Chen J, Hoffmann C, Bittinger K, Chen YY, Keilbaugh SA, Bewtra M, Knights D, Walters WA, Knight R, Sinha R, Gilroy E, Gupta K, Baldassano R, Nessel L, Li H, Bushman FD, Lewis JD (2011) Linking Long-Term Dietary Patterns with Gut Microbial Enterotypes. Science 334:105–108.

II   Die Behandlung und ihre psychosomatischen Aspekte

7 Einblick in die Praxis: Die Arbeit am Adipositaszentrum Frauenfeld

Corinne Eugster und Markus K. Müller

Für viele Betroffene ist eine Übergewichtsoperation nach oft mehrjährigen frustrierenden Diätversuchen die einzige Möglichkeit, langfristig Gewicht zu verlieren und das reduzierte Gewicht zu halten. Durch eine signifikante Gewichtsreduktion kann das Risiko für mögliche Folgeerkrankungen minimiert und assoziierte Krankheiten wie zum Beispiel Diabetes Mellitus, Bluthochdruck und Schlafapnoe gemindert und oft sogar geheilt werden.

Ist das Übergewicht eines Patienten bereits etabliert und der Body Mass Index BMI übersteigt $35\,\mathrm{kg/m^2}$, ist mit konservativen Therapiebemühungen oft kein anhaltender Gewichtsverlust mehr erreichbar. Die bariatrische Chirurgie (aus dem griechischen, Baros=Schwere, Last, Gewicht) bietet eine Möglichkeit, mit Hilfe von chirurgischen Eingriffen im Bereich des Magen und Darms das Essverhalten und das Sättigungsgefühl sowie die Nahrungsaufnahme im Darm so zu verändern, dass die Patienten ihr Gewicht nachhaltig reduzieren können.

7.1 Adipositaschirurgie am Kantonsspital Frauenfeld

Am Kantonsspital Frauenfeld (Kanton Thurgau/Schweiz) werden in einem zertifizierten Adipositaszentrum übergewichtige Menschen von einem interdisziplinären Team behandelt. Im Folgenden werden die prä- und postbariatrischen Abläufe am Zentrum beschrieben und mit einigen Fallbeispielen illustriert.

Das 2011 gegründete Zentrum bietet konservative und operative Therapiebausteine an. Es wird laparoskopische bariatrische Chirurgie am Zentrum durchgeführt. Neben dem Magenbypass (Roux-en-Y Gastric Bypass) werden bei entsprechender Indikation auch Schlauchmagen- (Sleeve Gastrektomie) und selten Magenbandoperationen durchgeführt. Es werden auch Revisionseingriffe und Operationen bei Risikopatienten durchgeführt.

Gemäß den gesetzlichen Richtlinien kann diese Chirurgie in der Schweiz bei Patienten angeboten werden, wenn folgende Bedingungen erfüllt sind:

- BMI $> 35\,\mathrm{kg/m^2}$
- Adäquate konservative Therapie von mindestens zwei Jahren Dauer war nicht erfolgreich

Im Adipositaszentrum werden die Patienten von Fachpersonen der verschiedenen Disziplinen der Chirurgie (viszerale und plastische Chirurgie), der inneren Medizin, Endokrinologie, Ernährungsberatung, Gastroenterologie, Psychiatrie, Anästhesie, Physiotherapie und Sozialdienst abgeklärt, behandelt und nachbetreut. Dies geschieht in enger Zusammenarbeit mit den Hausärzten und anderen ambulant tätigen Berufsgruppen.

Rund 25 Fachpersonen der verschiedenen Disziplinen sind im Zentrum tätig. Einmal im Monat trifft sich das Gremium zur interdisziplinären Sitzung. In diesem Rahmen werden komplexe Patientenfälle besprochen und Therapien und Procedere diskutiert, geplant und reflektiert. Oftmals kommen die Patienten aus schwierigen sozialen und finanziellen Verhältnissen und leiden nebst physischen auch an psychischen Begleiterkrankungen. Dies verdeutlicht die Komplexität und Wichtigkeit der Zusammenarbeit der Fachdisziplinen auch über den Standort Frauenfeld hinaus.

7.2 Einblick in die Praxis

Zunächst sei ein Fallbeispiel aus der Arbeit am Adipositaszentrum beschrieben:

Herr Antonio Rossi (Name geändert), fünfzigjährig, aus Italien stammend, erzählt, dass er sich diesen Schritt lange überlegt habe. Seit über zwanzig Jahren kämpfe er mit seinem Gewicht. Er habe es mehrmals geschafft, 10–15 kg zu reduzieren, jedoch nicht dauerhaft, irgendwann sei er wieder in alte Muster verfallen und das Gewicht sei noch höher angestiegen als es ursprünglich war. Im Gespräch fällt auf, dass dem Patienten mehrere Zähne fehlen, was zu einer leicht undeutlichen Aussprache führt. Herr Rossi sitzt auf einem extrabreiten, besonders tragfähigen Stuhl in der Adipositassprechstunde und erzählt, wie es zum Übergewicht gekommen ist. Der gelernte Maler war selbständig tätig, hatte ein kleines Geschäft, welches er kürzlich aufgrund körperlicher Leiden aufgeben musste. Eine Hüftkopfnekrose bereite ihm starke Schmerzen, diese seien aktuell so ausgeprägt, dass er in seiner Beweglichkeit eingeschränkt und auf eine Gehhilfe angewiesen sei. Es sei ihm nicht leicht gefallen, sein Geschäft aufzugeben. Nach längerem Krankheitsstand sei nun ein Antrag auf Berentung eingeleitet worden.

Die Diagnoseliste von Herr Rossi ist lang, nebst der Hüftnekrose leidet er unter anderem an einem insulinpflichtigen Diabetes Mellitus Typ II, an obstruktiver Schlafapnoe und arterieller Hypertonie. Im Jahre 1993 wurde eine operative Versorgung einer Nabelhernie vorgenommen. Der Patient berichtet über ein erst spät einsetzendes Sättigungsgefühl, welches ihm erschwere, sich an eine normale Portionengröße zu halten. Es sei ihm klar, dass er zu viel esse. Auf zuckerhaltige Speisen verzichte er aufgrund des Diabetes schon länger, bei den Kohlenhydraten falle es ihm schwerer sich einzuschränken. Der Vater von zwei erwachsenen Kindern berichtet, nun an einem Punkt angekommen zu sein, wo er selber nicht mehr weiter wisse. Sein Gewicht belaste ihn im wörtlichen Sinne. Deshalb sei er nun da, um sich beraten zu lassen, ob ihm allenfalls mit einer Operation gegen das Übergewicht geholfen werden könne.

In den Sprechstunden erhalten wir Einblick in verschiedene Lebensgeschichten. Deutlich wird ein hoher Leidensdruck, den viele Betroffene meist schon über mehrere Jahre mit sich tragen. Häufig ist nicht nur der adipöse Mensch selber, sondern auch das Umfeld betroffen. Soziale Isolation und verminderte Leistungsfähigkeit, mit verursacht durch die Adipositas, beeinflussen das gesellschaftliche Leben und den Alltag. Fachliche Hilfe aufzusuchen, fällt vielen nicht leicht. Es nicht selber zu schaffen, wird mit Versagen gleichgesetzt. Viele der übergewichtigen Patienten haben sich bereits vorab über verschiedene Medien über das Krankheitsbild der Adipositas und deren chirurgische Therapie informiert. Nicht selten befinden sich im näheren Umfeld bereits operierte Patienten, die ihre Erfahrungen mitteilen und somit Informationen aus Sicht des Betroffenen liefern.

Komplexe Patientenfälle werden einmal monatlich in der interdisziplinären Sitzung diskutiert. Hierbei sind die verschiedenen Fachdisziplinen anwesend. Die Zusammenarbeit erstreckt sich über den Standort Frauenfeld hinaus. Ein Klinikinformationssystem erleichtert eine reibungslose Zusammenarbeit. Oftmals sind es präoperative Situationen, bei denen es um die Indikationsstellung für eine Operation geht, die im Gremium besprochen werden.

Die Betrachtung eines Falles aus verschiedenen fachlichen Blickwinkeln ermöglicht ein sehr umfassendes Bild. Zusammen wird das weitere Procedere festgelegt und geplant. In manchen Fällen werden präoperative Auflagen gestellt, um die Compliance eines Patienten zu überprüfen oder es wird eine Psychotherapie bei schwerwiegender psychosomatischer oder psychiatrischer Erkrankung vorgeschaltet.

Nicht wenige der Patienten befinden sich wie im Fallbeispiel des Herrn Rossi in einer unsicheren Arbeitssituation oder in einer schwierigen finanziellen Lage. Fehlende Zähne oder eine schlecht sitzende Prothese können die Kautätigkeit stark beeinträchtigen und präoperativ eine Sanierung notwendig machen. Eine gute Kaufunktion und adäquate Ernährung sind im Hinblick auf eine bariatrische Operation sehr wichtig. Diese finanziellen Kosten können nicht immer vom Patienten selber getragen werden und es müssen Lösungen gesucht werden. In solchen Problemstellungen zeigt sich die Zusammenarbeit mit unserem Sozialdienst als sehr hilfreich.

Die Behandlungpfade werden von der Clinical Nurse überwacht und gesteuert. Sie stellt eine wichtige Person im ganzen organisatorischen Gefüge dar. Die Fäden der verschiedenen Fachleute laufen bei ihr in den Bereichen der Vorabklärung, Hospitalisation und Nachsorge zusammen. Für die Patienten und die Hausärzte ist sie eine wichtige Ansprechperson bei Fragen und Problemen.

Die gesetzlichen Behandlungsrichtlinien für die Adipositaschirurgie in der Schweiz werden von der SMOB (Swiss Study Group for Morbid Obesity), der Schweizer Dachorganisation, definiert. Darin sind die Indikationsstellung für einen Eingriff, die Durchführung, die Qualitätssicherung und die Nachsorge geregelt. Ist die Indikation für eine operative Therapie gegeben und entscheidet sich der Patient für diesen Weg, werden in Zusammenarbeit mit dem Hausarzt verschiedene körperliche Abklärungen vorgenommen. Begleitend findet auch ein psychosomatisches Evaluationsgespräch statt.

Hilfreich für die Entscheidungsfindung des Patienten sind Informationen in mündlicher und schriftlicher Form. Einige engagierte Patienten stehen postoperativ persönlich für Auskünfte an andere Patienten zur Verfügung. Das Angebot wird rege genutzt. Die vielfältig erhältlichen Fachinformationen ersetzen nicht die Erfahrungsberichte aus erster Hand.

Alle Patienten werden ernährungstherapeutisch begleitet und geschult. Weil postoperativ die Nahrungsmenge stark eingeschränkt und damit das ganze Ernährungsverhalten umgestellt werden muss, soll die Zusammensetzung möglichst optimal sein.

Die Vorbereitungszeit vom ersten Gespräch bis zum Operationstermin dauert in der Regel ein halbes Jahr. In dieser Zeit werden die notwendigen Abklärungen und Ernährungsinstruktionen sorgfältig vorgenommen und die Operation geplant. Für die Patienten ist dies nicht nur Wartezeit, sondern auch Zeit, sich nochmals vertieft mit dem Thema auseinanderzusetzen, die bewusste Entscheidung für den Eingriff eingehend zu reflektieren und zu festigen.

7.3   Ein Fallbeispiel

Einen Einblick in die Gedanken einer sich in der präoperativen Phase befindlichen Patientin, zeigt dieser Beitrag aus dem Online-Selbsthilfe-Forum:

Guten Morgen zusammen,

als Therapeutin sitze ich ja normalerweise auf der helfenden Seite. Es ist nicht immer ganz einfach, einzusehen, dass ich den Stuhl eigentlich schon lange hätte wechseln müssen und auf der Patientenseite hätte Platz nehmen sollen. Seit meinem 14. Lebensjahr ist Übergewicht mein Thema. Unzählige Diätversuche. Meist mit mäßigen, einmal auch mit wirklich tollem Erfolg. Nur: Von Dauer war die Freude nie. Die Schwangerschaften waren da (zumindest für meinen Körper) auch nicht gerade hilfreich. Es gab Tage, da stand ich mit Tränen vor dem Spiegel und es gab auch viele Tage, da redete ich mir ein, dass ich eigentlich ja gar nicht sooo dick bin. Im tiefsten Innern wusste ich es aber natürlich schon. Nur, wer gibt schon gerne Schwächen zu? Ich schützte mich mit forschem Auftreten. Ganz nach dem Motto »Angriff ist die beste Verteidigung«. Ich war für meinen Humor, der oft auf Kosten anderer ging, bekannt. Tja, was soll ich sagen. Ich habe die Fertigkeit, von mir abzulenken, perfektioniert. Dann habe ich meinen Mann kennengelernt. Er gab mir schnell zu verstehen, dass er mit dieser Art Mühe hat. Ich merkte, dass ich eigentlich auch nicht so bin. Ich wurde endlich sanfter und feiner in meiner Art. Nur mein Schutz vor der Welt war nun natürlich auch weg. Mein sanftes Inneres passte nun aber einfach nicht mehr zu der Walküre, die mich immer noch täglich im Spiegel begrüßte. Eine Lösung musste her. Wieder eine Diät, wieder Entbehrungen, wieder keinen Spaß am Leben, wieder versagen? Ich beschloss, meinen Arzt aufzusuchen. »Sie sind austherapiert. Eine Operation scheint die letzte Möglichkeit zu sein«, war seine Aussage. Ich war geschockt! Sollte es wirklich so sein, dass ich mit meinem starken Willen versagt hatte, wo ich doch sonst alles immer spielend erreichte? Es dauerte eine ganze Weile zu erkennen, dass das Ganze wenig mit meinem Willen zu tun hatte. All die morgendlichen Schmerzen, die Kurzatmigkeit, das Gefühl, in einem Körper zu stecken, der nicht mir gehört. Es war schwierig. Der Entscheid, mich operieren zu lassen, endlich gefasst. Dann all die Ängste, der Kummer, mein Leben zu riskieren, meine Kinder im Stich zu lassen, falls mir etwas passiert. Wieder viele Tränen und Sorgen, abgewechselt von der Vorfreude auf ein neues Leben. Mit jedem Tag fiel und fällt meine Maske mehr. Ich merke, dass die verzerrte Wahrnehmung meines Spiegelbildes immer mehr der Realität weicht. Das schmerzt, denn ich nehme nun wortwörtlich den vollen Umfang meines Körpers wahr. Gerade vorhin saß ich auf der Terrasse und rauchte, betrachtete mich dabei im spiegelnden Fenster. Ich war wieder einmal geschockt. Der große Stuhl war überquellend gefüllt – und zwar von mir. Ich bin wirklich dick!

Ich weiß nicht, wie es euch Unoperierten geht. Ich kann mir einfach nicht vorstellen, schlank zu sein. Ich war es nie. Gestern meinte eine Bekannte, sie hoffe, dass ich meine liebenswerte, lustige Art nach der Operation nicht verliere. Woher soll ich das wissen? Ich weiß es nicht. Ob ich so bin wie ich bin, weil ich in diesem Körper stecke. Ist was dran, dass die Dicken gemütlich und lustig sind? Und spielen dann all die schlanken in meinem Umfeld nur, dass sie glücklich sind? Es sind doofe Gedanken. Aber man hinterfragt sehr vieles. Und meiner Meinung nach bewege ich mich auf einem Pfad, von dem ich nicht mal ahne, wohin er mich führt. Aber ich habe beschlossen, dieses Abenteuer zu beschreiten. Viel zu lange war der Was-wäre-wenn-Weg mein Ding. Das alles klingt jetzt ziemlich melancholisch. Nein, ich brauche (zumindest im Moment) keine psychologische Hilfe. Aber auch diese Zeit wird kommen, da bin ich mir sicher. Und das ist gut so. Denn ich habe mir für mein neues Leben viel vorgenommen. Vor allem, mich mit meinem Körper auszusöhnen. Er hat viele Jahre erduldet, was ich ihm angetan habe, und nur hin und wieder leise wimmernd versucht mir mitzuteilen, dass er leidet. Statt ihn zu hassen, müsste ich ihn lieben und dankbar sein, dass er all die vielen Jahre so gut funktioniert hat. Ich war ja nicht gerade nett zu ihm. Ach, es gäbe noch seitenweise Erkenntnisse, Ängste, Analysen und vieles mehr hier zu schreiben. Es würde den Rahmen sprengen. Jetzt geh ich nochmals eine rauchen und teste, wie es jetzt um meine Wahrnehmung steht. Ich wünsche euch einen wunderschönen Tag mit viel Sonne im Herzen.
Missy
(Anonym)

Die Vorbereitungsphase gibt uns Aufschluss über die Compliance der Patienten. Diese ist unabdingbar für die langfristige Zusammenarbeit, vor allem auch im Hinblick auf die postoperative Nachsorge. Die Hospitalisationsdauer nach Magenbypassoperation beträgt am Kantonsspital Frauenfeld im Mittel fünf Tage. Nebst der medizinischen und pflegerischen Versorgung kommt auch der Infrastruktur eine wichtige Rolle zu. Das Krankenhaus ist ausgerüstet mit an die Bedürfnisse der Patienten abgestimmtem und besonders tragfähigem Adipositasmobiliar. Dieses schafft neben dem Komfort auch die nötige Sicherheit für den Patienten.

7.4   Postoperative Nachsorge

Mit der Einwilligung zur Operation unterschreibt der Patient auch die Einverständnis-Erklärung zur Nachsorge. Sie findet in von der SMOB definierten Abständen statt. Die Kontrollen werden in Zusammenarbeit mit dem Hausarzt durchgeführt. Ein Schema orientiert über die zu bestimmenden Laborwerte und die einzunehmenden Supplemente. Die regelmäßige Nachkontrolle ist wichtig zur Vorbeugung von allfällig auftretenden Mangelzuständen und zur frühzeitigen Erkennung von Komplikationen. Als zertifiziertes Zentrum sind wir zur dokumentierten Nachkontroll-Rate von mindestens 75 % über fünf Jahre verpflichtet. Nicht erschienene Patienten werden kontaktiert und zu einem neuen Termin eingeladen. Bei mehrmaligem Versäumen von Kontrollen wird auch der Hausarzt darüber informiert.

Die Compliance des Patienten entscheidet maßgeblich über den postoperativen Verlauf und Erfolg. Neben der ausgewogenen, proteinreichen Ernährung und der Einnahme von Nährstoffsupplementen ist auch eine regelmäßige Bewegung wichtig. In der Phase der Gewichtsreduktion gilt es, die Muskelmasse zu erhalten und weiter aufzubauen, Fettmasse zu verlieren, die Herz- und Lungenleistungsfähigkeit zu verbessern und das Körperbewusstsein zu fördern. In der Gruppe »Leichter Bewegen« haben adipöse Menschen die Möglichkeit, unter physiotherapeutischer Anleitung gemeinsam zu trainieren. Das Zielpublikum sind Menschen, die ihr Gewicht reduzieren oder halten möchten. Das Trainieren unter Gleichgesinnten wirkt motivierend und die fachliche Betreuung wird geschätzt.

Ihre persönlichen Erfahrungen nach erfolgter Schlauchmagenoperation (Sleeve Gastrektomie) hat eine Patientin in einem Brief an das Adipositaszentrum wie folgt geschildert:

Liebes Team des Adipositaszentrums,

vor einem halben Jahr haben Sie meinen guten alten Magen verkleinert, der über 50 Jahre große Mengen aufzunehmen und zu bearbeiten wusste. Das mag für dieses Organ recht traurig tönen, für den übrigen Menschen hat damit aber ein glückliches neues Leben begonnen. Alles habe ich positiv erlebt: Die Vorabklärungen, die Ernährungsberatung, die Operation, die Pflege, die nachfolgenden Beratungen und die ärztliche Betreuung vor, während und nach der Operation. Und was ist sonst noch passiert: Ich habe viele Kilos abgenommen. Ich kann wieder aufrecht gehen. Treppen steigen (ein bis zwei Stockwerke, immerhin). Normal an einem Tisch sitzen. Jemanden zu besuchen ohne vorher zu recherchieren, wo der am nächsten gelegene Parkplatz ist oder meinen Mann zu bitten, mich in der Nähe aussteigen zu lassen. Ich kann mich auf einem Spaziergang wieder unterhalten (statt zu keuchen). Ich kann mit Kolleginnen bummeln. In einem Warenhaus etwas zum Anziehen kaufen (wenn auch noch bei den großen Größen). Ein paar Minuten stehen. Ein öffentliches Verkehrsmittel benutzen, ohne Angst zu haben, keinen Sitzplatz zu finden bzw. fast zwei Plätze zu besetzen. Es ärgert mich nicht mehr, wenn ich in der Küche bin und etwas im Keller vergessen habe - dann gehe ich einfach und hole es. Und ganz, ganz wichtig: Meine Rückenschmerzen haben sich verringert, meine Fuß- und Kniegelenke schmerzen erst nach einiger Zeit und ich brauche nicht vor jeder kleinsten Unternehmung schon ein Schmerzmittel einzunehmen. Ich gebe zu, noch keine Sportskanone geworden zu sein und meinem BMI zufolge bin ich immer noch ein Brummer. Doch nicht mehr ein Brummer mit Immobilität, sondern ein Brummer mit Interesse am aktiven Leben. Kulturelle Anlässe locken mich wieder und ich freue mich auf den Tag, an dem ich in einem Flugzeug sitzen und das Tischchen herunter klappen kann. Sie sehen, es sind zum Teil triviale Dinge, die mir mit meiner neu erlangten Leichtigkeit wieder möglich sind.

Erst wenn man weiß, wie es ist, sich täglich durchs Leben zu schleppen, sich ständig überlegen zu müssen, wie man seine Unzulänglichkeiten und Beschwerden verbergen kann, sich Ausreden auszudenken, weshalb man bei gewissen Anlässen nicht dabei sein kann und sich die Traurigkeit darüber nicht anmerken zu lassen – erst dann kann man sich vorstellen, wie glücklich es macht, wenn man wieder unter die normalen Menschen zurückkehren kann. Ärgern könnte ich mich heute nur noch darüber, dass ich so viele Jahre eine Menge Geld für Schlankheitsmittel, Bücher, CDs usw. ausgegeben habe. Geld, das ich für die vielleicht mal kommende Hautstraffung brauchen könnte. Doch was soll's. Nun hoffe ich, dass noch viele Pfunde purzeln werden. Ich bin zuversichtlich und danke Ihnen allen, dass sie mir diese glückliche Lebensveränderung ermöglicht haben.

Andrea Müller
(Name geändert)

Die Behandlung der Adipositas als vielschichtige Krankheit erfordert eine enge interdisziplinäre Zusammenarbeit. Die regelmäßig stattfindende Besprechung der verschiedenen Fachleute ermöglicht die Betrachtung, Diskussion und Evaluation der einzelnen Patientensituationen aus unterschiedlichen Blickwinkeln und schafft so ein umfassendes Bild. Behandlungspfade und Standards bilden hierbei eine wichtige Grundlage für die Zusammenarbeit, auch über das Zentrum hinaus. Schwierige, komplikationsreiche Verläufe stellen eine besondere Herausforderung für den Patienten und das ganze Behandlungsteam dar. Die regelmäßige Evaluation und der interdisziplinäre Austausch helfen uns, aus den Erfahrungen zu lernen und unsere Qualität stetig zu steigern.

8   Adipositas: Grundzüge der chirurgischen Therapie

Markus K. Müller

Einführung

Übergewicht und Adipositas haben in westlich zivilisierten Ländern endemische Ausmaße angenommen (▶ **Kap. 1**). Aus epidemiologischer und gesellschaftspolitischer Sicht ist nicht das reine Gewicht das Hauptproblem, sondern es sind die Komorbiditäten, welche zu einer insgesamt verminderten Lebenserwartung und einer erhöhten allgemeinen Morbidität der betroffenen Patienten führen (Olshansky et al. 2005). Man geht davon aus, dass Patienten mit einem BMI von über 40 kg/m^2 ca. zehn Lebensjahre aufgrund der morbiden Adipositas verlieren.

Adipositas wird auf verschiedenen Ebenen behandelt. Neben der chirurgischen Therapie gibt es eine Fülle von konservativen Therapieansätzen. Die Hauptsäulen der konservativen Therapie sind Diäten, »Lifestyle-Modifikationen« und Bewegungstherapie. Die noch vor ein paar Jahren eingesetzte medikamentöse Therapie ist praktisch verschwunden, nicht zuletzt, da einige der Medikamente mit kardiovaskulären Nebenwirkungen vergesellschaftet waren. Die Langzeitergebnisse von konservativen Therapiebemühungen sind limitiert. In der Literatur wird ein erreichbarer Gewichtsverlust von 1,5 bis 11 kg für Lifestyle Modifikationen inklusive Diät und Verhaltenstherapie beschrieben (Scheen et al. 2006), was bei schwer adipösen Patienten nicht ausreichend ist. Das Problem bei den konservativen Therapiebemühungen ist nicht in erster Linie der mangelnde Gewichtsverlust, sondern die fehlende Nachhaltigkeit dieser Maßnahmen, sodass nach zwei Jahren die Mehrheit der betroffenen Personen wieder das Ursprungsgewicht erreicht haben oder mit dem bekannten Jo-Jo-Effekt mehr Gewicht als vor Beginn der konservativen Therapie aufweisen. Deshalb ist es wichtig, dass die Literatur zur Adipositastherapie auch immer auf Nachhaltigkeit respektive auf Follow-up-Raten von über zwei Jahren kritisch untersucht wird. Im Gegensatz zur konservativen Therapie kann die Chirurgie der Adipositas, die als »bariatrische Chirurgie« bezeichnet wird, seit mehreren Jahrzehnten über deutlich bessere Resultate in Bezug auf den Gewichtsverlust, aber auch in Bezug auf Behandlung von Komorbiditäten zählen. So sind Langzeitdaten von über 15 Jahren dokumentiert (Sjostrom et al. 2007). Bei der bariatrischen Chirurgie kann ein Gewichtsverlust von 30 bis 75 kg bei einem Großteil der Patienten erreicht werden (McTigue et al. 2003).

8.1 Entwicklung der bariatrischen Chirurgie

Zunächst sei ein kurzer Überblick über die historische Entwicklung der Verfahren gegeben. Eine detaillierte Beschreibung erfolgt im Abschnitt 2.

Bariatrische Chirurgie wird seit den 1950er Jahren betrieben. Damals wurden erste Bypassverfahren so angelegt, dass große Dünndarmabschnitte aus der Nahrungspassage ausgeschaltet wurden (»ileoilealer Bypass«). Diese Verfahren beruhten ausschließlich auf dem Wirkmechanismus der Malabsorption. Sie waren mit erheblichen Komplikationen (Gallensäuren-Verlustsyndrom, Nierensteinen, schweren Mangelerscheinungen im Bereich der Mikronährstoffe) vergesellschaftet und gelten seit den 1980er Jahren als obsolet. In den 1970er Jahren wurde die erste Magenbypass-Operation von Mason beschrieben, welche auch bis heute als Goldstandard gilt. In den 1990er Jahren war vor allem in den europäischen Ländern das adjustierbare Magenband weitverbreitet. In über 40 % aller bariatrischen Eingriffe wurde das »laparoskopische Magenband« eingesetzt. Dieser Boom hat zur Jahrtausend-Wende mit der Einführung der laparoskopischen Magenbypass-Operation wieder deutlich abgenommen, besonders deshalb, weil die Magenband-Operation im Langzeitverlauf erhebliche Spätmorbidität aufweist. In einem groß angelegten Survey 2011 hat Buchwald weltweit ca. 340.000 bariatrische Eingriffe von über 6.000 bariatrischen Chirurgen registriert (Buchwald und Oien 2013).

In Europa und insbesondere in der Schweiz ist in den letzten Jahren eine neue bariatrisch-chirurgische Methode, der sogenannte Schlauchmagen, hinzugekommen. Dieser hat in großen Teilen die in Europa weit verbreitete Magenband-Operation fast vollständig ersetzt. Nach wie vor die am häufigsten durchgeführte Standard-Operation im Bereich der bariatrischen Chirurgie ist aber der Magenbypass.

Insgesamt hat die bariatrische Chirurgie mit dem Aufkommen der laparoskopisch-chirurgischen Technik Ende der 1990er Jahre stark zugenommen. Dies ist dadurch erklärbar, dass die laparoskopische Chirurgie im Bereich der perioperativen Morbidität (Wundinfekt und Narbenhernien) deutliche Vorteile bietet. Heute wird die bariatrische Chirurgie primär in laparoskopischer Technik durchgeführt.

8.2 Bariatrische Chirurgie in der Schweiz

Beispielhaft seien die Bedingungen der Adipositaschirurgie für die Schweiz beschrieben. In der Schweiz wurden 2013 ca. 3.500 bariatrische Eingriffe durchgeführt und dies in 50 zertifizierten Adipositaszentren. Seit dem Jahr 2011 ist es nicht mehr notwendig, für einen bariatrisch-chirurgischen Eingriff eine Kostengutsprache bei der Krankenkasse zu beantragen. Die von der SMOB (Study Group for Morbid Obesity) zertifizierten Zentren können anhand deren Richtlinien in eigener Entscheidungskompetenz die bariatrische Chirurgie anbieten. Die Bedingungen, die von der SMOB aufgestellt wurden und die seit dem 1. Januar 2011 gelten, beinhalten:

- Einen Body-Mass-Index (BMI) > 35 kg/m^2.
- Mindestens zwei Jahre adäquate konservative Therapie zur Gewichtsreduktion ohne Erfolg.
- Indikation, Prozeduren, Qualitätskontrolle und Follow-up entsprechend den Guidelines »Swiss Study Group for Morbid Obesity« (SMOB) vom 9.11.2010.

Würde man die epidemiologischen Daten zur Prävalenz der Adipositas vom Bundesamt für Gesundheit (BAG) hochrechnen, käme man in der Schweiz potentiell auf ca. 100.000 chirurgisch zu behandelnde Patienten, wenn das Kriterium eines BMI > 35 kg/m^2 zugrunde gelegt wird. Selbstverständlich sind nicht alle Patienten mit BMI > 35 kg/m^2 Kandidaten für die bariatrische Chirurgie, und noch weniger wollen all diese einen solchen Eingriff durchführen lassen. Die zertifizierten Zentren wären überdies nicht in der Lage, eine derart große Zahl von Patienten bariatrisch zu behandeln. Deshalb werden die Patienten auch heute interdisziplinär abgeklärt und im Rahmen eines Adipositaszentrums vorbehandelt und selektioniert. Als Kontraindikation gegen eine bariatrische Chirurgie gelten nach den Richtlinien der SMOB:

- Ein ernsthaftes, nicht auf das Gewicht zurückführendes behandlungsbedürftiges psychisches Leiden, das in den letzten Jahren zu rezidivierenden Dekompensationen geführt hat.
- Fortgesetzter subchronischer Substanzabusus bzw. keine gesicherte Abstinenz von mehr als sechs Monaten und bei nicht nachgewiesener fachkompetenter Begleitung.
- Mangelnde Compliance. Vom Facharzt bestätigter Mangel an Einsichtigkeit in die Auflagen und Bedingungen für die postoperative Therapie (Nachkontrollen, Substitution).
  (Quelle: www.smob.ch)

Diese Liste von Kontraindikationen unterstreicht die Wichtigkeit der Einbindung von Fachpersonen aus der psychiatrischen und psychosomatischen Berufsgruppe, da die morbid adipösen Patienten häufig psychiatrische Nebendiagnosen aufweisen sowie peri- und postoperativ ein nicht unerheblicher therapeutischer Bedarf besteht (Hanhart et al. 2010).

8.3 Verfahren in der bariatrischen Chirurgie

Prinzipiell gibt es drei Hauptgruppen von bariatrisch-chirurgischen Verfahren:

1. Restriktive Verfahren
2. Malabsorptive Verfahren
3. Kombination von beiden Wirkprinzipien

8.3.1 Restriktive Verfahren

Bis in die 1990er Jahre, als bariatrische Chirurgie noch offen durchgeführt wurde, war die sogenannte »vertical banded gastroplasty« eine häufig angewandte Operation. Dabei wird der Magen verkleinert und der Magenausgang mit einem starren Silikonband eingeengt. Diese Operation wurde verlassen, wie alle Operationen mit einer starren mechanischen Barriere des oberen Gastrointestinaltraktes, da diese Verfahren mit erheblichen Folgen im Sinne von oft schmerzhaften Schluckbeschwerden (Odynophagie) und Reflux vergesellschaftet waren. Im weiteren Verlauf wurde das laparoskopische Magenband entwickelt. Dieses Band wird ebenfalls um den proximalen (d. h. zur Körpermitte hin gelegenen) Magenteil gelegt und mit einem Schlauchsystem zu einem subkutan (unter der Haut) liegenden Port verbunden (▶ Abb. 8.1). Über diesen Port kann das Magenband durch das Einbringen oder Ablassen von Flüssigkeit adjustiert werden. Das Magenband wurde in den 1990er Jahren entwickelt und fand in dieser Zeit eine weite Verbreitung, vor allem in Europa und auch in der Schweiz (Kuzmak et al. 1990). Heute werden in der Schweiz nur noch bei spezifischer Indikation Magenbänder implantiert.

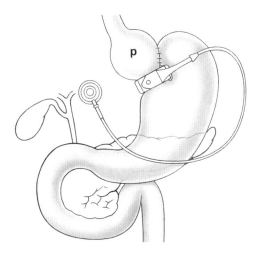

Abb. 8.1: Magenband
Quelle: Eigene Darstellung
Magenband/Gastric Banding
Indikation: BMI 35-45 kg/m², »Big eater«, Gute Compliance
Chirurgische Kontraindikationen: BMI > 50 kg/m², Oesophagusdysmotilität
Vorteile: Einfaches laparoskopisches Verfahren, niedrige Morbidität, reversibles Verfahren
Nachteile: Sekundäre Oesophagusdysmotilität, im Langzeitverlauf häufig Gewichtszunahme, EWL: 40-60 %
Mögliche Folgeoperation: Kann in einen Magenbypass, Schlauchmagen oder BPD-Duodenal Switch umgewandelt werden

Als drittes restriktives Verfahren, welches darüber hinaus eine enterohumorale Wirkung hat (dazu später mehr), gehört der Schlauchmagen, auch Sleeve-Gastrektomie genannt. Enterohumorale Wirkung meint, dass das komplexe Zusammenspiel zwischen Nahrungsaufnahme und -verwertung durch Peptide, also Eiweißstoffe des Darms, beeinflusst wird. Die Sleeve-Gastrektomie (▶ **Abb. 8.2**) wird in den letzten Jahren immer mehr favorisiert. Sie findet Anklang in den Internetforen, auf welchen sich Betroffene häufig austauschen. Die Operation ist wesentlich einfacher als die Standard-Operation des Magenbypasses und wird deshalb von weniger geübten bariatrischen Chirurgen als »Anfänger-Operation« durchgeführt. Die Operation hat keine intestinalen Anastomosen (hergestellte Verbindungen zwischen Darmabschnitten) und deshalb geringere Komplikationsraten. Der Gastrointestinaltrakt bleibt für eine Gastroduodenoskopie (Magen- und Zwölffingerdarmspiegelung) nach wie vor einsehbar und es wird im Gegensatz zum Magenband kein Fremdkörper implantiert. Die duodenale Passage bleibt bestehen und es entstehen weniger Probleme mit der Malabsorption. Anderseits muss betont werden, dass bei der Schlauchmagen-Operation die resezierte Großkurvatur unwiderruflich verloren ist, insofern ist diese Operation nicht mehr reversibel.

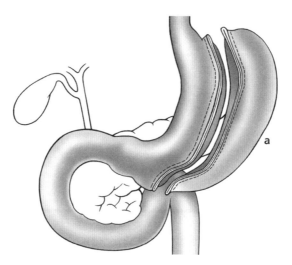

Abb. 8.2: Schlauchmagen, das Resektat (a) wird entfernt
Quelle: Eigene Darstellung
Schlauchmagen/Sleeve-Gastrektomie
Indikation: BMI 35-45 kg/m², »Big eater«
Chirurgische Kontraindikation: Gastroösophagealer Reflux
Vorteile: Einfaches laparoskopisches Verfahren, niedrige Morbidität
Nachteile: Irreversibles Verfahren, wenige Langzeitdaten vorhanden,
EWL: 60-70 %
Mögliche Folgeoperation: Kann in einen Magenbypass oder BPD-Duodenal
Switch umgewandelt werden

8.3.2 Malabsorptive Verfahren

Bei den malabsorptiven Verfahren geht es darum, nicht in erster Linie die Nahrungsaufnahme oder das Magenreservoir zu verkleinern, sondern die funktionierende Dünndarmlänge zu reduzieren. Dazu werden die Enzyme aus dem Pankreas und die Gallenflüssigkeit über einen biliären Schenkel (Dünndarmanteil von Magen bis zur Durchtrennungsstelle) möglichst weit distal (d. h. entfernt von der Körpermitte) in den Dünndarmtrakt eingeleitet, wo sie sich mit dem über den alimentären Schenkel (dem abführenden Darmteil) zugeführten Nahrungsbrei erst spät vermischen können. Die Nahrungsstoffe werden erst später und auf einer kürzeren Transitzeit durch den Dünndarm aufgespalten und resorbiert. Dazu kommt sehr viel unverdaute Nahrung in den Dickdarm, wo sie als Nebenwirkung dieser Operation zu Blähungen, Durchfall und Fettstühlen führen kann. Die gängigsten Verfahren dazu sind die sogenannte »biliopankreatische Diversion (BPD) mit duodenalem Switch« (▶ **Abb. 8.3**) oder Operation nach Scopinaro (Marceau et al. 1998). Hierbei wird weniger die Nahrungsaufnahme und mehr die Resorption von Nährstoffen im Darm begrenzt. Dies geschieht dadurch, dass ein langer Abschnitt des Darms mit einem Bypass umgangen wird und funktionell ausfällt. Patienten mit malabsorptiven Verfahren leiden häufig unter Mangelsymptomen, vor allem bezüglich fettlöslicher Vitamine, aber auch Eiweiß. Die übelriechende Flatulenz und die Fettstühle können die Patienten in ihrem Sozialverhalten beeinträchtigen. Aus diesem Grund stellen die malabsorptiven Verfahren nur 2–4 % der insgesamt durchgeführten bariatrischen Maßnahmen dar. Die malabsorptiven Verfahren kommen bei Superadipositas von BMI > 50 kg/m^2 infrage.

8.3.3 Kombinierte Verfahren

Die kombinierten Verfahren verbinden die Vorteile von restriktiven und malabsorptiven Verfahren. Der Hauptvertreter dieser Operationstechniken ist der Magenbypass, wobei er als proximaler oder distaler Magenbypass (bei BMI > 50 kg/m^2) eingesetzt werden kann (▶ **Abb. 8.4**). Beim Magenbypass wird der Magen im proximalen Anteil durchtrennt. Dadurch entsteht eine kleine Magentasche (Magenpouch), welche etwa ein Volumen von 25 ml fasst. Daran wird eine alimentäre Dünndarmschlinge von je nach Verfahren variabler Länge Y-förmig weiter unten mit dem biliären Schenkel anastomosiert. Je weiter unten diese Anastomose sich befindet, desto distaler ist der Magenbypass. Ein Standard proximaler Magenbypass hat eine alimentäre Schenkellänge von 150 cm, einen biliopankreatischen Schenkel von 50 cm und einen variablen Common Channel je nach Darmlänge, welcher beim Menschen unbeständig ist (4–8 m). Beim distalen Magenbypass wird der Common Channel fixiert bei 150 cm. Der biliopankreatische Schenkel misst 50 cm, wobei der alimentäre Schenkel variabel ist. Der Roux-Y-Magenbypass ist das Standardverfahren schlechthin in der bariatrischen Chirurgie. In der Literatur gibt es langjährige Erfahrungen mit kontrollierten Daten einer 15jährigen Follow-up-Periode.

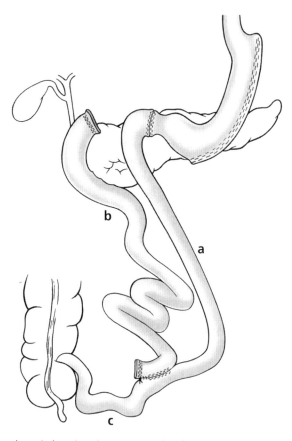

Abb. 8.3: Bilio-pankreatische Diversion/BPD-Duodenal Switch
Quelle: Eigene Darstellung
BPD-Duodenal Switch
Indikation: BMI > 50 kg/m², Metabolisches Syndrom, Diabetes mellitus, Konversion nach restriktiven Verfahren, 2. Schritt nach Sleeve-Gastrektomie, gute Compliance
Chirurgische Kontraindikation: Leberzirrhose
Vorteile: Hoher Gewichtsverlust, Diabetes mellitus verschwindet in bis zu 90 % der Fälle
Nachteile: Fettstühle, irreversibles Verfahren, Mangelernährung (Eiweiss- und Vitaminmangel), EWL: 65-85 %
Mögliche Folgeoperation: Kann bei schwerer Malabsorption proximalisiert werden

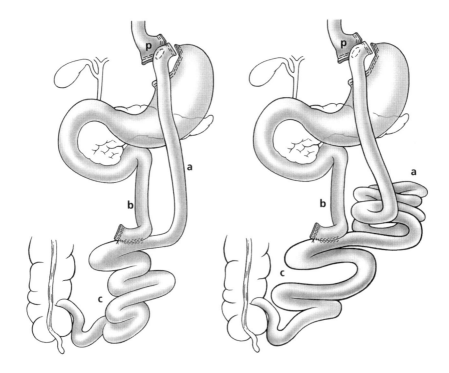

Abb. 8.4: Magenbypass
Quelle: Eigene Darstellung
An den Magenpouch (p) wird die limentäre Schlinge (a) anastomosiert. Die Fusspunktanastomose verbindet den biliären Schenkel (b) mit dem alimentären Schenkel und wird zum common channel (c).
Rechts: Distaler Bypass mit c=100-150 cm
Links: Proximaler Bypass mit a=150 cm
Magenbypass/Roux-en-Y Gastritic Bypass
Indikation: BMI > 35 kg/m², Metabolisches Syndrom, Diabetes mellitus, Konversion nach restriktiven Verfahren, 2. Schritt nach Sleeve-Gastrektomie
Chirurgische Kontraindikation: Leberzirrhose (realtiv)
Vorteile: Häufiges Verfahren, langfristige Erfahrung weltweit, keine Oesophagusdysmotilität, Diabetes mellitus verschwindet in bis zu 80 % der Fälle
Nachteile: Nur bedingte Reversibilität, Mangelernährung, EWL: 60-80 % der Fälle
Mögliche Folgeoperation: Kann in einen distalen Magenbypass umgewandelt werden

8.4 Selektion des geeigneten Verfahrens und Vergleich verschiedener Verfahren

In der Literatur werden verschiedene Verfahren für etliche Patientenpopulationen vorgeschlagen. Über die Vorgehensweise und die Selektion für die verschiedenen Verfahren gelten diverse Richtlinien, aber auch Vergleiche von verschiedenen Studienpopulationen.

8.4.1 Magenband vs. Magenbypass

Das Magenband wird nur noch selten eingesetzt. Der Vorteil des Magenbandes ist, dass diese Operation vollständig reversibel ist. Sie setzt voraus, dass der Patient eine sehr gute Adhärenz hat und sehr gut auf sein Sättigungsgefühl, welches er aufgrund des Magenbands bekommt, reagieren kann. Das Magenband engt den oberen Magenteil ein und schafft eine Durchgangsenge von wenigen Millimetern. Das bedingt, dass der Patient seine Nahrung gut kauen und langsam essen muss. Isst der Patient mehr, kommt es obligat zum Erbrechen. Flüssige Kalorien jedoch können problemlos passieren.

Der Magenbypass hat im Gegensatz zum Band neben der Restriktion und der oben beschriebenen Malabsorption enterohumale Wirkmechanismen. Durch diese Mechanismen kommt es zu einem sofortigen Anstieg der Sättigungshormone nach Nahrungsaufnahme. Diese verstärken das Sättigungsgefühl, welches nicht wie beim Band auf rein mechanischer Dehnung des Vormagens oder des Magenpouches basiert. Der Magenbypass ist die häufigste Folgeoperation bei einem Versagen des Magenbandes. In diesem Fall spricht man von einer Konversionsoperation. Im Gegensatz zum Magenband kann der Patient mit dem Bypass deutlich mehr Gewicht abnehmen. Deshalb kommt das Magenband heute nur noch bei Patienten mit geringerem Übergewicht, d. h. bei einem BMI zwischen 35 und 40 kg/m^2, infrage (Weber et al. 2004).

Im Langzeitverlauf treten nach Magenbändern häufig Probleme auf, sodass im Median die Magenbänder ca. 7 ½ Jahre in Situ bleiben, bevor sie wegen Komplikationen oder fehlender Funktion entfernt werden müssen. Die häufigsten Komplikationen sind Oesophagusdysmotilitäten (d. h. Bewegungsstörungen der Speiseröhre). Diese erklären sich daraus, dass der Patient trotz Sättigung weiter isst und sich deshalb die Speiseröhre überdehnt und dilatiert. Die Folge sind Reflux und Regurgitation, aber auch Odynophagie und schließlich Tenesmen und Spasmen im Bereich des Oesophagus. Patienten mit diesen Problemen nach Magenbändern werden mit einer Bandentlastung behandelt, d. h., das Band wird weiter gestellt. Dadurch kommt es häufig zur Gewichtszunahme, weshalb dem Patienten eine Konversionsoperation in einen Bypass empfohlen werden muss. Der Magenbypass hat eine weniger starke Restriktion, da der Durchmesser am Magenpouchausgang 10–15 mm misst. Die Patienten sind dadurch in ihrer Nahrungsmittelwahl weniger stark eingeschränkt. Meistens folgt der Konversion vom Magenband zum Magenbypass eine deutliche Lebensqualitätssteigerung (Weber et al. 2003).

8.4.2   Sleeve-Gastrektomie vs. Bypass und Magenband

Die Schlauchmagen-Operation (Sleeve-Gastrektomie) hat in den vergangenen Jahren die Magenband-Operation weitgehend ersetzt. Nach der Schlauchmagen-Operation kommt es weniger zu Oesophagusdysmotilität. Allerdings werden mehr Refluxprobleme nach dem Schlauchmagen als nach dem Bypass registriert. Vom Gewichtsverlust her ist der Schlauchmagen etwa in den ersten zwei Jahren dem Magenbypass ebenbürtig. Der Schlauchmagen ist wie der Bypass gegenüber dem Magenband in Bezug auf den Gewichtsverlust effektiver (Carlin et al. 2013, Peterli et al. 2013).

Was die Behandlung der Komorbiditäten betrifft, ist der Schlauchmagen dem Bypass ebenbürtig. So wird bspw. der nicht insulinpflichtige Diabetes mellitus durch beide Verfahren gleichermaßen günstig beeinflusst. Dies stellt einen Vorteil dar, welchen das Magenband nicht mit sich bringt (Sjostrom, et al. 2004). Ein großer Nachteil des Schlauchmagens gegenüber dem Magenbypass ist die gesteigerte Anfälligkeit für Refluxbeschwerden, weshalb bei Patienten mit bereits vorbestehendem Reflux der Schlauchmagen nur in zweiter Priorität empfohlen wird (Himpens et al. 2006).

8.5   Effektivität der bariatrischen Chirurgie

Die Effektivität bariatrischer Chirurgie wird vor allem am postoperativen Gewichtsverlust gemessen. Bei den Follow-up-Studien ist zu beachten, dass bariatrische Follow-up-Daten mindestens einen Zeitraum von fünf Jahren erfassen sollten. Ansonsten kann nicht von einem anhaltenden Therapieerfolg gesprochen werden. Es gibt Studien mit über 15-jährigem Follow-up-Zeitraum, welche signifikant zeigen, dass die bariatrische Chirurgie gegenüber der konservativen Therapie besser abschneidet (Sjostrom et al. 2007). Neben dem Gewichtsverlust ist die bariatrische Chirurgie sehr effektiv bei der Behandlung von komorbiden Erkrankungen, was sich in einer vergleichsweise reduzierten Mortalität auswirkt. Dies konnte Sjostrom in einer Vergleichsstudie aus Registerdaten in Schweden zeigen. Patienten nach bariatrischer Chirurgie haben eine sogenannte »hazard ratio« von 0,76 im Vergleich zu einer Kontrollgruppe von ebenfalls adipösen Patienten ohne Operation (Sjostrom et al. 2007).

Die geringere Sterblichkeit von Patienten nach bariatrischer Chirurgie ist zu großen Teilen durch die Besserung der komorbiden Störungen bedingt. Durch die bariatrische Chirurgie wird in erster Linie der Typ 2-Diabetes positiv beeinflusst. Weitere Effekte finden sich in Bezug auf die Hypertonie, die Dyslipidämie, das obstruktive Schlafapnoe-Syndrom, aber auch auf psychiatrische Diagnosen wie depressive Syndrome. Das obstruktive Schlafapnoe-Syndrom kann in bis zu 75 % verbessert werden. In einer Registerstudie an über 22.000 Patienten konnte gezeigt werden, dass der Diabetes Typ 2 in 77 % der Fälle geheilt und in 86 % gebessert wurde. In der gleichen Studie wurde ein Verlust des Übergewichts von 61 % beschrieben. Ebenfalls zeigte sich eine Verbesserung der Hypertonie in 62 % der Fälle sowie ein Rückgang des obstruktiven Schlafapnoe-Syndroms in 86 % der Fälle (Buchwald et al. 2004).

8.5.1 Heilung des Typ 2-Diabetes

Aufgrund der positiven Erfahrungen mit dem Typ 2-Diabetes wurde diskutiert, ob der Typ 2-Diabetes ein chirurgisch zu behandelndes Krankheitsbild darstellt. So konnte in einer Meta-Analyse gezeigt werden, dass sich in 80 % der Fälle eine Remission des Diabetes zwei Jahre nach Roux-Y-Bypass einstellte. Dies traf nur in 57 % der Fälle zu, die ein Magenband erhalten haben (Buchwald et Oien 2009). Eine Studie des Verfassers ergab vergleichbare Ergebnisse (Muller et al. 2008; Weber et al. 2004).

Sehr interessant ist der Befund, dass der Diabetes bereits vor einem signifikanten Gewichtsverlust positiv beeinflusst wird. Das hat dazu geführt, dass die bariatrische Chirurgie mittlerweile auch metabole Chirurgie genannt wird. Dies deshalb, weil es durch die Umstellung der intestinalen Passage zur veränderten Freisetzung von enterohumoralen Wirkstoffen kommt, namentlich GLP1, PYY, Ghrelin.

Durch die umgestellte Nahrungspassage des Intestinums kommt es zu einem anderen Verteilungsmuster dieser Hormone, welche im zentralen Nervensystem zu einem Sättigungsgefühl führen und welche andererseits an den Betazellen in den Langerhans-Inseln positiv wirken, sodass es zu einer Stimulation der Inselzellen kommt. 30 % der Typ 2-Diabetiker werden nach der bariatrischen Chirurgie ohne antidiabetische Medikamente innerhalb einer Woche nach Operation entlassen. 83 % können die antidiabetische Medikation innerhalb der ersten Wochen nach der Operation absetzen (Schauer et al. 2003).

Diese Beobachtung der sofortigen Heilung des Typ 2-Diabetes hat zur genauen Untersuchung dieses Phänomens sowohl an operierten Patienten als auch am Tiermodell geführt. Es wurde die sogenannte Hinterdarmhypothese formuliert, welche postuliert, dass es durch den schnelleren Kontakt der Nahrung mit dem Dünndarm zu einer Stimulation von L-Zellen im Ileum kommt, welche ihrerseits die Sekretion von GLP-1 steigern (Strader 2006). Dieser Effekt kann auch bei operierten Patienten nach einer Testmahlzeit beobachtet werden (Muller et al. 2010). GLP-1 führt zu einem Sättigungsgefühl im Hypothalamus. Es verzögert die Magenentleerung und die intestinale Motilität, steigert die Insulin-Sekretion in den Langerhans-Inselzellen und reduziert die Beta Zell-Apoptose. In der Folge wurden in namhaften Zeitschriften randomisierte Vergleichsstudien zu bariatrischer Chirurgie und intensivierter medizinischer Therapie durchgeführt (Mingrone 2012). Dabei wurden Patienten mit einem Diabetes von mehr als fünf Jahren Dauer und einem HbA1c von über 7 % eingeschlossen. Sie wurden entweder mit einer Magenbypass-Operation mit biliopankreatischer Diversion oder einer internistischen antidiabetischen Therapie behandelt. Das Ergebnis war, dass das HbA1c nach zwei Jahren bei den operierten Patienten deutlich unter 7 % lag, wohingegen es bei der Gruppe der medizinischen Therapie zu keiner Verbesserung gekommen ist. In einer Studie, die intensiv-medizinische Therapie gegen Magenbypass und Schlauchmagen verglich, wurde gezeigt, dass die bariatrischen Operationen der medizinischen Therapie beim Typ 2-Diabetes deutlich überlegen waren (Schauer et al. 2012).

8.6 Indikationen, Risiken und Grenzen

Die bariatrische Chirurgie wird, wie schon oben aufgeführt, nicht als Erstlinientherapie bei Übergewicht eingesetzt. In aller Regel haben die Patienten seit mehreren Jahren versucht, ihr Gewicht konservativ zu behandeln. Gelingt dies nicht, ist die bariatrische Chirurgie bei ausgewählten Patienten eine sehr gute und etablierte Option. Natürlich ist ein chirurgischer Eingriff auch immer mit einem Risiko behaftet. Je effektiver die Operation ist, desto höher ist auch das vergesellschaftete Risiko, nicht unmittelbar perioperativ, aber im Langzeitverlauf, dass Mangelerscheinungen auftreten. Die allgemeinen operativen Komplikationen wurden an einer großen Studie 2011 erhoben. Dabei wurde die bariatrische Chirurgie mit drei anderen großen viszeralchirurgischen Eingriffsgruppen (Leberchirurgie, Pankreaschirurgie und kolorektale Chirurgie) verglichen. Im Vergleich zu diesen ebenfalls hochspezialisierten bauchchirurgischen Eingriffen hat die bariatrische Chirurgie die deutlich geringste 30-Tage-Mortalität (in dieser Studie 0 %) und auch die deutlich geringste Komplikationsrate (Vonlanthen et al. 2011).

8.6.1 Mortalität

Über die Mortalität werden die Patienten präoperativ immer aufgeklärt. Diese ist im Vergleich zu anderen Operationen, welche diese Patienten bei einer Persistenz der Adipositas allenfalls vergleichsweise häufiger über sich ergehen lassen müssen (z.B. Gallenblasen-Operation), nicht erhöht. Sie beträgt in den großen Registerstudien bei Follow-up bis zu 30 Tagen 0,28 % und von 30 Tagen bis 2 Jahren 0,35 % (Buchwald et al. 2007).

8.6.2 Lungenembolien und tiefe Venenthrombose

Im perioperativen Verlauf sind Lungenembolien und tiefe Venenthrombosen als gefährliche Komplikationen zu werten, da diese die häufigsten Ursachen für einen fatalen perioperativen Verlauf darstellen. Alle Patienten werden mit einer tiefen Beinvenenthrombose-Prophylaxe behandelt. Alle erhalten pneumatische Strümpfe während der ersten zwei Tage und werden mit einem niedermolekularen Heparin antikoaguliert. Diese Antikoagulation wird bis drei Wochen nach Spitalaustritt weitergeführt. Somit lässt sich das tiefe Beinvenenthromboserisiko bei bariatrischen Patienten auf 1,5 % reduzieren und das Risiko für eine Lungenembolie auf

0,5 %, wovon die Inzidenz von fatalen Lungenembolien auf 0,2 bis 0,3 % beziffert wird. Die Patienten werden am Operationstag im Aufwachraum mobilisiert und sind während der ganzen Hospitalisation angehalten, sich tagsüber außerhalb des Bettes aufzuhalten. Aufgrund der minimal-invasiven Operationstechnik (laparoskopische Chirurgie) ist dies auch problemlos möglich, vor allem wenn die Patienten bereits präoperativ über den Verlauf während der Hospitalisation ausführlich aufgeklärt und geschult wurden. Eine häufige chirurgische Komplikation, welche im Langzeitverlauf auftritt, sind sogenannte »innere Hernien«. Das Auftreten dieser Komplikation gilt es auch für jeden Allgemeinpraktiker und jeden Kollegen, der im Adipositaszentrum arbeitet, zu kennen. Diese inneren Hernien kommen deshalb zustande, weil das Intestinum und die dazu gehörenden Mesenterien für die Anlage eines Magenbypass gespalten werden müssen. In dem Bereich können infolge von großem Gewichtsverlust nach der Operation Lücken auftreten, durch welche Darmschlingen hernieren und welche zu Strangulation der betroffenen Darmschlingen führen können. Die Patienten melden sich häufig mit postprandialen Schmerzen, die kolikartigen Charakter haben und nach Nahrungskarenz wieder verschwinden. Wenn Gallensteine ausgeschlossen sind, gilt es, diese Patienten relativ niedrigschwellig zu relaparoskopieren, da es zum jetzigen Zeitpunkt kein verlässliches diagnostisches Mittel gibt, um eine innere Hernie sicher auszuschließen. Eine diagnostische Laparoskopie kann sowohl die Diagnose sichern oder verwerfen und man kann bei der Operation die Hernie reparieren und den Defekt in den Mesenterien wieder schließen. Die Inzidenz von inneren Hernien ist abhängig von der angewandten operativen Technik, aber sie schwankt je nach Studie und Technik bei 5–9 % (Muller et al. 2007).

8.6.3 Nährstoffmangel und Nachsorgeprogramm

Infolge der bariatrischen Operation können Patienten weniger große Mengen essen und sie können gewisse Stoffe weniger gut resorbieren. Ist nach Magenbypass-Anlage das Duodenum ausgeschaltet, dann kommt es häufig zum Auftreten von Eisenmangel, da das Eisen hauptsächlich im Duodenum resorbiert wird. Eine enterale Eisensubstitution führt häufig nicht zum Ziel, sodass Patienten gelegentlich postoperativ Eisen parenteral verabreicht bekommen müssen. Ein weiterer Mangel besteht häufig im Bereich von Vitaminen aus dem B-Komplex, vor allem Vitamin B12. Dies erklärt sich unter anderem daraus, dass Patienten nach bariatrischen Operationen weniger gut Fleisch zu sich nehmen können. Es gilt, dass die geringe Menge, die Patienten zu sich nehmen, aus qualitativ hochwertigen Nahrungsmitteln besteht. Dabei ist es wichtig, auf ausreichende Proteinzufuhr zu achten. Anfänglich kann dies für die Patienten schwierig sein, da die Magenverkleinerungsoperation nur eine geringe Menge zulässt, sodass die Patienten häufig postoperativ mit Eiweiß-Produkten zusatzernährt werden. Allgemein ist es wichtig, dass die Patienten postoperativ regelmäßig nachkontrolliert werden und dass sie durch Ernährungsberater mitbetreut werden. Regelmäßige Folgeuntersuchungen werden nach 1, 3, 6, 12, 18, 24 Monaten und danach im jährlichen Abstand empfohlen. Bei diesen Nachkontrolluntersuchungen werden die kritischen Spurenelemente Eisen,

Vitamin B12, Vitamin D und Kalzium kontrolliert. Gegebenenfalls wird die Substitution angepasst. Alle Patienten werden routinemäßig mit einem Kalzium und Vitamin D- Präparat sowie einem Multivitamin-Präparat versorgt.

Die wichtigsten weiteren Folgen im postoperativen Verlauf betreffen soziale Veränderungen und psychiatrische Folgekrankheiten, welche im weiteren postoperativen Verlauf umfassende interdisziplinäre Besprechungen nach sich ziehen müssen. Auch können Patienten nach bariatrischer Chirurgie, sofern sie wieder in alte Essmuster zurückfallen, wieder Gewicht zunehmen. In diesen Fällen bleibt kritisch zu betrachten, ob die ursprüngliche Operation technische Mängel aufweist, die die Gewichtszunahme erklären können, oder ob allenfalls der Patient ein ungünstiges Nahrungsverhalten angenommen hat. Gerade bei diesen Patienten ist die interdisziplinäre Zusammenarbeit in einem Adipositaszentrum für den weiteren Erfolg ausschlaggebend.

Literatur

Buchwald H, Avidor Y, Braunwald E, Jensen MD, Pories W, Fahrbach K, Schoelles K (2004) Bariatric surgery: a systematic review and meta-analysis. JAMA 292(14): 1724-1737.

Buchwald H, Estok R, Fahrbach K, Banel D, Jensen MD, Pories WJ, Bantle JP, Sledge I (2009) Weight and type 2 diabetes after bariatric surgery: systematic review and meta-analysis. Am J Med 122(3): 248-256 e 245.

Buchwald H, Estok R, Fahrbach K, Banel D, Sledge I (2007) Trends in mortality in bariatric surgery: a systematic review and meta-analysis. Surgery 142(4): 621-632; discussion 632-625.

Buchwald H, Oien DM (2013) Metabolic/bariatric surgery worldwide 2011. Obes Surg 23 (4): 427-436.

Carlin AM, Zeni TM, English WJ, Hawasli AA, Genaw JA, Krause KR, Schram JL, Kole KL, Finks JF, Birkmeyer JD, Share D, Birkmeyer NJ, Michigan C Bariatric Surgery (2013) The comparative effectiveness of sleeve gastrectomy, gastric bypass, and adjustable gastric banding procedures for the treatment of morbid obesity. Ann Surg 257(5): 791-797.

Hanhart A, Jenni B, Luthi S, Muller MK, Suter PM (2010) Doctor, diets don't work for me - I want an operation immediately. Praxis (Bern 1994) 99(23): 1383-1391; quiz 1392.

Himpens J, Dapri G, Cadiere GB (2006) A prospective randomized study between laparoscopic gastric banding and laparoscopic isolated sleeve gastrectomy: results after 1 and 3 years. Obes Surg 16(11): 1450-1456.

Kuzmak LI, Yap IS, McGuire L, Dixon JS, Young MP (1990) Surgery for morbid obesity. Using an inflatable gastric band. AORN J 51(5): 1307-1324.

Marceau P, Hould FS, Simard S, Lebel S, Bourque RA, Potvin M, Biron S (1998) Biliopancreatic diversion with duodenal switch. World J Surg 22(9): 947-954.

McTigue K M, Harris R, Hemphill B, Lux L, Sutton S, Bunton AJ, Lohr KN (2003) Screening and interventions for obesity in adults: summary of the evidence for the U.S. Preventive Services Task Force. Ann Intern Med 139(11): 933-949.

Mingrone G, Panunzi S, De Gaetano A, Guidone C, Iaconelli A, Leccesi L, Nanni G, Pomp A, Castagneto M, Ghirlanda G, Rubino F (2012) Bariatric surgery versus conventional medical therapy for type 2 diabetes. N Engl J Med 366(17): 1577-1585.

Muller MK, Guber J, Wildi S, Guber I, Clavien PA, Weber M (2007) Three-year follow-up study of retrocolic versus antecolic laparoscopic Roux-en-Y gastric bypass. Obes Surg 17 (7): 889-893.

Muller MK, Nocito A, M. Schiesser M (2010) Surgery for diabetes type 2? Praxis (Bern 1994) 99(4): 241-247.

Muller MK, Rader S, Wildi S, Hauser R, Clavien PA, Weber M (2008) Long-term follow-up of proximal versus distal laparoscopic gastric bypass for morbid obesity. Br J Surg 95(11): 1375-1379.

Olshansky S J, Passaro DJ, Hershow RC, Layden J, Carnes BA, Brody J, Hayflick L, Butler RN, Allison DB, Ludwig DS (2005) A potential decline in life expectancy in the United States in the 21st century. N Engl J Med 352(11): 1138-1145.

Peterli R, Borbely Y, Kern B, Gass M, Peters T, Thurnheer M, Schultes B, Laederach K, Bueter M, Schiesser M (2013) Early results of the Swiss Multicentre Bypass or Sleeve Study (SM-BOSS): a prospective randomized trial comparing laparoscopic sleeve gastrectomy and Roux-en-Y gastric bypass. Ann Surg 258(5): 690-694; discussion 695.

Schauer PR, Burguera B, Ikramuddin S, Cottam D, Gourash W, Hamad G, Eid GM, Mattar S, Ramanathan R, Barinas-Mitchel E, Rao RH, Kuller L, Kelley D (2003) Effect of laparoscopic Roux-en Y gastric bypass on type 2 diabetes mellitus. Ann Surg 238(4): 467-484; discussion 484-465.

Schauer PR, Kashyap SR, Wolski K, Brethauer SA, Kirwan JP, Pothier CE, Thomas S, Abood B, Nissen SE, Bhatt DL (2012) Bariatric surgery versus intensive medical therapy in obese patients with diabetes. N Engl J Med 366(17): 1567-1576.

Scheen A, Finer JN, Hollander P, Jensen MD, Van Gaal LF, Group RIDS (2006) Efficacy and tolerability of rimonabant in overweight or obese patients with type 2 diabetes: a randomised controlled study. Lancet 368(9548): 1660-1672.

Sjostrom L, Lindroos AK, Peltonen M, Torgerson J, Bouchard C, Carlsson B, Dahlgren S, Larsson B, Narbro K, Sjostrom CD, Sullivan M, Wedel H (2004) Lifestyle, diabetes, and cardiovascular risk factors 10 years after bariatric surgery. N Engl J Med 351(26): 2683-2693.

Sjostrom L, Narbro K, Sjostrom CD, Karason K, Larsson B, Wedel H, Lystig T, Sullivan M, Bouchard C, Carlsson B, Bengtsson C, Dahlgren S, Gummesson A, Jacobson P, Karlsson J, Lindroos AK, Lonroth H, Naslund I, Olbers T, Stenlof K, Torgerson J, Agren G, Carlsson LM (2007) Effects of bariatric surgery on mortality in Swedish obese subjects. N Engl J Med 357(8): 741-752.

Strader AD (2006) Ileal transposition provides insight into the effectiveness of gastric bypass surgery. Physiol Behav 88(3): 277-282.

Vonlanthen RK, Slankamenac K, Breitenstein S, Puhan MA, Muller MK, Hahnloser D, Hauri D, Graf R, Clavien PA (2011) The impact of complications on costs of major surgical procedures: a cost analysis of 1200 patients. Ann Surg 254(6): 907-913.

Weber M, Muller MK, Bucher T, Wildi S, Dindo D, Horber F, Hauser R, Clavien PA (2004) Laparoscopic gastric bypass is superior to laparoscopic gastric banding for treatment of morbid obesity. Ann Surg 240(6): 975-982; discussion 982-973.

Weber M, Muller MK, Michel JM, Belal R, Horber F, Hauser R, Clavien PA (2003) Laparoscopic Roux-en-Y gastric bypass, but not rebanding, should be proposed as rescue procedure for patients with failed laparoscopic gastric banding. Ann Surg 238(6): 827-833; discussion 833-824.

9 Möglichkeiten und Grenzen der präbariatrischen psychosomatischen Evaluation

Till Afflerbach

Im Rahmen der Indikationsstellung von bariatrischen Operationen sind innerhalb des interdisziplinären präoperativen Assessments auch psychosomatisch-psychiatrische Evaluationsgespräche vorgesehen. Dies gibt beispielsweise die Schweizer Richtlinie zur operativen Behandlung von Übergewicht vor (Swiss Society for the Study of Morbid Obesity and Metabolic Disorders 2010, www.smob.ch). Im folgenden Beitrag soll auf die Durchführung, die diagnostischen und therapeutischen Möglichkeiten sowie den Stellenwert der präoperativen psychosomatisch-psychiatrischen Evaluation vor einer bariatrischen Operation eingegangen werden.

Der Beitrag ist in zwei Teile gegliedert:

1. Bedeutung der psychiatrisch-psychosomatischen Diagnostik und Beratung innerhalb des interdisziplinären präbariatrischen Assessments/Ziele der Abklärung
2. Durchführung der Sprechstunde

9.1 Bedeutung der psychosomatisch-psychiatrischen Diagnostik und Beratung

Bei der Entstehung und dem Verlauf einer Adipositas sind verschiedene Wechselwirkungen zwischen psychischen Faktoren sowie Ernährung und Gewichtszunahme gegeben, die in Abbildung 9.1 dargestellt sind.

Es ist das primäre medizinische Ziel, im Evaluationsgespräch psychische Problemstellungen zu erkennen und in ihrer Bedeutung für die Adipositas und deren Behandlung zu beurteilen. Die dabei erhobenen Befunde und deren medizinische Einschätzung werden dann in einer Empfehlung zusammengefasst, die mit den Empfehlungen der anderen Disziplinen des präbariatrischen Assessments in interdisziplinären Fallbesprechungen gewichtet, beurteilt und der Festlegung des weiteren bariatrischen Behandlungsprocederes zugrunde gelegt werden. Dabei sind folgende Wechselwirkungen zwischen psychischen Problemstellungen oder Störungen denkbar (die Nummerierung im Text folgt der Beschriftung in der Legende zu Abbildung 9.1):

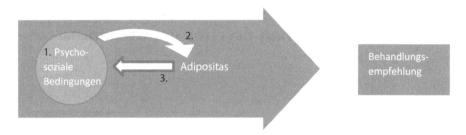

Abb. 9.1: Wechselwirkungen
Quelle: Eigene Darstellung

1. Unabhängig von der Adipositas bestehende psychische und soziale Störungen oder Problemstellungen
Beispiele: Eine ausgeheilte psychische Störung, deren Auftreten und Verlauf keine Auswirkungen auf das Körpergewicht gehabt hat.
2. Psychische und soziale Problemstellungen oder Störungen, die in einem kausalen Zusammenhang mit der Adipositasentstehung stehen.
Beispiele: Eine Essstörung oder eine primär affektiv bedingte Appetitzunahme und Adipositasentwicklung unter einer Depression, oder eine Borderline-Persönlichkeitsstörung mit Binge Eating und Gewichtszunahme als Ausdruck einer gestörten emotionalen Selbstregulation. Hierhin gehören auch durch unerwünschte psychopharmakologische Arzneimittelwirkungen primär iatrogen erzeugte Gewichtszunahmen, wie sie vor allem beim Einsatz einiger der sogenannten »atypischen« Antipsychotika und vorwiegend sedierenden Antidepressiva vorkommen können.
3. Psychische und soziale Probleme, die sekundär aus der primär bestehenden Adipositas heraus resultieren.
Beispiele: Hierzu zählen z. B. Stigmatisierungsfolgen, gesellschaftliche Benachteiligungen und Ausgrenzungen, Unzufriedenheit mit dem Aussehen, Einschränkungen der Mobilität und des psychosomatischen Wohlbefindens, die sich auf die psychische Gesundheit nachteilig auswirken und reaktive depressive oder phobische Störungsbilder ganz oder teilweise verursachen können.

Besonderes Augenmerk ist im Fall einer bereits konkret geplanten Magenbypass-Operation auf den Einfluss bestehender psychischer Störungen und auf die Anpassungsfähigkeit und Behandlungs-Compliance nach der OP zu richten. Psychische Störungen können sich auf die Behandlungs-Compliance nachteilig auswirken. Ein Beispiel sind schwere Verläufe der Persönlichkeitsstörungen, vornehmlich des Clusters C (Borderline, histrionisch, narzisstisch, antisozial), und hier vor allem jene Verläufe mit Impulsstörungen (Suizidale Verhaltensweisen, selbstverletzende Verhaltensweisen, komorbide Substanzstörungen), externalisierendem Abwehrstil (Destruktivität in Beziehungen und sozialen Belangen, Verkehrung von Hilfsangeboten in das Gegenteil, etc.) und Störungen der kontinuierlichen und sicheren Identitätsbildung. Gerade bei solchen Konstellationen stellt sich während der Abklärung die grundsätzliche Frage für die präbariatrische, psychische Beurteilung: Wird es ein Patient schaffen, die lebensverändernden Einschnitte in die Lebensführung und in das Leib-Seele-Verhältnis nach einer bariatrischen OP zu verarbeiten? Ist ein Patient in der Lage, sich *vor* einer OP in die Veränderungen nach der OP ausreichend hineindenken und einfühlen zu können, um die Konsequenzen der OP für sich realistisch abschätzen zu können? Inwiefern greift man ggf. in ein psychisch-strukturell gestörtes Leib-Seele-Verhältnis ein und wirkt durch die OP – unbeabsichtigt – »iatrogen selbstschädigend« im Sinne unintegrierter destruktiver Selbstanteile der Patienten? Hier eine integrative Sichtweise zu erlangen, ist vor allen auch bei Patienten, die aus Gründen einer Persönlichkeitsstörung ein gespaltenes Selbsterleben haben, anspruchsvoll und erfordert den Einsatz des versierten Facharztes oder Fachpsychologen.

Ich verstehe die Rolle des Psychiaters innerhalb des präbariatrischen Assessments dezidiert *nicht* als die eines »Gatekeepers«, der Patienten vor der Durchführung einer bariatrischen Operation nach psychischen oder sozialen Gesichtspunkten ihrer Indikationseignung selektiert. Dies lässt sich ethisch, rechtlich und in Bezug auf eine förderliche Zusammenarbeit mit dem Patienten innerhalb des Assessments nicht rechtfertigen. Die primären Ziele heißen Abklärung und Beratung. Auch wenn aus der Sicht des Untersuchers bei einem Patienten zum Gesprächszeitpunkt gewichtige Gründe gegen die Durchführung einer bariatrischen Operation sprechen, geht es der professionellen Haltung nach grundsätzlich nicht darum, dem Patienten zu vermitteln, dass er seine gewünschte Behandlung nicht erhalten kann, sondern darum, ihn zu beraten und bei Wunsch auch therapeutisch zu begleiten, bis eine Operation möglich werden kann, oder bis der Patient sich aus einem vertieften Verständnis über seine eigene, psychophysische Konstellation heraus für einen anderen Behandlungsweg entscheiden kann.

Beratung

Patienten realisieren oft erst im Nachhinein, was eine bariatrische Operation bedeutet. Sie stellt tatsächlich einen erheblichen und lebensverändernden Eingriff dar, der das körperliche und psychische Selbsterleben und das Identitätsgefühl beeinflussen kann und auch auf der Ebene der zwischenmenschlichen Beziehungen Veränderungen für die Betroffenen nach sich ziehen kann. Eine verstehende Auseinandersetzung mit den psychosomatischen Folgen einer Bypass-OP kann helfen, realistischere Erwartungen zu erzeugen und die mentale Vorbereitung auf die Operation und die damit verbundenen Veränderungen in der Lebensführung anzustoßen und zu vertiefen. Die Beratung geht dabei Hand in Hand mit der Abklärung. Je nach diagnostizierbaren Belastungen im psychischen oder sozialen Bereich werden im Gesprächsverlauf die Beratungsschwerpunkte, ergänzend zu dem vom Patienten aus spontan angefragten Beratungsbedarf, gewichtet: Wenn beispielsweise eine Frau, die berufstätig ist und kleine Kinder hat, einen hohen Leistungsanspruch an sich richtet und eher zu spät eigene Bedürfnisse durchsetzen würde, sollte ein Gesprächsschwerpunkt darauf gelegt werden, wie sie es sich vorstellt, die bariatrische Ernährungsweise und die Erholung zwischen Kindern und Beruf in ihrem Alltag zu realisieren? Thema können Unterstützungsmöglichkeiten sein, ggf. durch den Sozialdienst, der bei der Einholung von Unterstützungsangeboten außerhalb von Familie und Freundeskreis helfen kann, etc. Nicht zuletzt geht es darum, das psychosomatisch-psychotherapeutische Angebot erfahrbar und annehmbar zu machen und grundsätzlich zu entstigmatisieren. Denn dann wird der Patient sich wohl eher dazu entscheiden, zu einem späteren Zeitpunkt das Angebot für sich persönlich zu nutzen und überhaupt zu erkennen, wofür man die Leistungen der psychosomatisch-psychiatrischen Berufe in Anspruch nehmen kann. Dies kann helfen, psychische Störungen, die gegebenenfalls nach der Operation auftreten, frühzeitig zu behandeln, Chronifizierungen zu verhindern und auch die Effizienz der postoperativen Gewichtsabnahme zu steigern.

9.2 Durchführung der psychosomatisch-psychiatrischen Sprechstunde

Die folgende Darstellung orientiert sich an den Vorgaben aus den Leitlinien zur Adipositaschirurgie sowie an den klinischen Erfahrungen aus der Sprechstunde am Referenzzentrum Frauenfeld. Dort wird die Sprechstunde durch ein Team von vier Fachärzten für Psychiatrie und Psychotherapie, sowie Psychosomatische Medizin durchgeführt.

9.2.1 Rahmenbedingungen

Eine Praxis oder ein Zentrum, in der/dem prä-, peri- und postbariatrische Diagnostik und Behandlung durchgeführt wird, sollte auf die Arbeit auch mit schwer adipösen Patienten eingerichtet sein. Dies umfasst vor allem die Möblierung und Raumgestaltung: Es sollten ausreichend große und belastbare Sitzmöglichkeiten vorhanden sein, die Sicherheit, Komfort und Geborgenheit für Menschen mit großem Gewicht und Körperumfang gewährleisten. Es sollte auf ein angenehm temperiertes Raumklima mit nicht zu hohen Temperaturen und Luftfeuchtigkeit geachtet werden, weil adipöse Menschen leichter transpirieren, was Beschämung auslösen kann. Das Besprechungszimmer sollte barrierefrei erreichbar sein (ebenerdig/Aufzug vorhanden).

9.2.2 Haltung in der Gesprächsführung

Im präbariatrischen Abklärungsgespräch geht es nicht primär um eine konservative Adipositasbehandlung oder ein Erst- oder Vorgespräch für die Behandlung einer Essstörung. Das präbariatrische Assessment ist ein fachliches Konsilium anlässlich einer dem Ansatz nach somatisch ausgerichteten Behandlungsmethode der Adipositas. Demnach kommen überwiegend Menschen, die nicht ausdrücklich das Gespräch mit einem Facharzt für Psychosomatische Medizin oder Psychiatrie oder einem Psychologen angefragt oder erwartet haben. Hier gilt es, ggf. vorhandene Berührungs- und Stigmatisierungsängste zu reduzieren. Dabei kann es den Patienten den Zugang zum Gespräch erleichtern, wenn sie erfahren, dass bei allen Patienten vor einer bariatrischen Operation grundsätzlich psychodiagnostische Evaluationsgespräche durchgeführt werden. Die Mehrzahl der Patienten weist keine Hinweise auf eine psychische Störung auf. Viele der Patienten haben noch nie zuvor mit einem Facharzt oder Psychologen über die individuelle psychische Bedeutung von Essen und Körper oder über mögliche psychische Störungssymptome gesprochen. Eine an der Erarbeitung eines psychologischen Verständnisses und an einer psychiatrischen Diagnostik ausgerichtete Gesprächsführung mag ihnen daher neu oder sogar fremd vorkommen.

Es ist zudem wichtig, sich vor Augen zu halten, dass Gespräche, die das Essen, den Köper oder die Seele zum Inhalt haben, Themenbereiche betreffen, die auch für psychisch gesunde und normalgewichtige Personen schambesetzt sein können und/oder Verunsicherung auslösen können. Erfahrungsgemäß sind Beschämungs- und Verunsicherungsgefühle bei Menschen mit erheblichem Übergewicht und bei Menschen mit psychischen Störungen im Allgemeinen erhöht. Ein sensibler Umgang mit diesen Bedingungen stellt eher eine Gesprächsatmosphäre her, die der Patient als wohltuend und öffnend erlebt. Offenen Fragen regen zu einem offenen Dialog an, den der Patient als sicher und berechenbar empfindet.

9.2.3 Gliederung des Gespräches

Das Abklärungs-und Beratungsgespräch gliedert sich allgemein in drei Teile:
Am Anfang steht eine Gesprächseröffnung, in der die Erwartungen an das Gespräch geklärt, der Zeitrahmen gesteckt und administrative Anliegen besprochen werden. Es folgen der Hauptteil des Gesprächs zur Informations- und Befunderhebung sowie zur Besprechung und Beratung und zuletzt ein Abschlussteil, in dem eine Zusammenfassung des Gesprächs und Erläuterungen zum weiteren Vorgehen gegeben werden. Der Patient hat während des gesamten Gespräches die Möglichkeit, Fragen zu stellen. Je nach zeitlichen Rahmenbedingungen sollten mindestens 60–75 Minuten Gesprächszeit einberechnet werden.

Eröffnungsteil

Zu Beginn werden die Rahmenbedingungen des Gesprächs erläutert: Anlass, Inhalt und Ziele, Stellenwert im präbariatrischen Assessment, Gesprächsdauer und Ablauf des Gespräches und Administratives.

Der folgende Satz ist ein Beispiel für eine Gesprächseröffnung:
»Der Anlass für unser heutiges Gespräch ist, dass Sie sich aufgrund Ihres hohen Körpergewichtes Sorgen um Ihre Gesundheit machen und daher eine bariatrische

Operation für sich erwägen«. Die Gesprächseröffnung spricht die Patienten als Auftraggeber an. Sie verweist implizit darauf, dass der Anlass für das Gespräch die Bereitschaft des Patienten zur Übernahme von Verantwortung für sich und die eigene Gesundheit ist. Erläutert wird dann, dass das Gespräch der Evaluation relevanter psychischer Erkrankungen dient, die ausgeschlossen oder ausreichend behandelt sein sollten, bevor eine bariatrische Operation durchgeführt werden sollte. Erwähnt wird, dass es einen kleineren Teil der bariatrisch operierten Patienten gibt, bei denen man davon ausgeht, dass der langfristige Erfolg der Operation in Bezug auf Gewichtsverlust und Lebenszufriedenheit durch psychische Erkrankungen beeinträchtigt ist. Es gelte diese Umstände schon präoperativ zu erfassen, um individuell darauf eingehen zu können. Es empfiehlt sich, darauf hinzuweisen, dass das Gespräch dazu dienen kann, das psychiatrisch-psychosomatische Angebot kennen zu lernen und eine Vorstellung über dessen Hilfsangebote zu erhalten.

Insgesamt soll die Gesprächsführung und Wortwahl dazu dienen, nicht nur konkrete Informationen zu geben, sondern die Patienten dazu zu motivieren, so ausführlich wie nötig und offen wie möglich über sich und die Adipositas zu berichten, damit ein lebendiges und nachvollziehbares, persönliches Bild im Gespräch entstehen kann.

Mittelteil

Im folgenden Kasten ist eine Checkliste für die Informationssammlung während der Sprechstunde aufgelistet. Eine besondere Bedeutung kommt der Anamnese des Ess- und Trinkverhaltens, der psychiatrischen Anamnese, der aktuellen Lebenssituation und abzusehenden Life-Events, der Operationsmotivation und der bisherigen Behandlungsanamnese zu. Selbstverständlich wird ein vollständiger psychopathologischer Status erhoben.

Checkliste präbariatrische psychiatrisch-psychosomatische Evaluation

Anamnestische Angaben:

- Entwicklung Ess- und Trinkverhalten mit Gewichtsanamnese
- Psychiatrische Anamnese
- Soziale Anamnese
- Herkunftsgeschichte (psychiatrisch, somatisch)
- Substanzen- und Medikamentenanamnese

Aktuelle soziale Situation:

- Soziale Problemstellungen
- Soziales Integrationsniveau
- Absehbare Entwicklung der sozialen Situation

Erwartungen an den Eingriff und Motivation

- Vorstellungen über Gewichtsverlust
- Motive (Gesundheit, Stigmatisierung, »Quick-Fix«)
- Vorhandenes Vorwissen und individuelle Erwartungen an den bariatrischen Eingriff

Psychischer Status und Beurteilung

- Aktueller psychopathologischer Befund
- Psychische Struktur
- Psychiatrische Diagnosen
- Fähigkeit zu Anpassung und Hinweise auf Compliance-Probleme

Es geht bei der Befunderhebung einerseits darum, konkrete und zumindest punktuell auch detaillierte – in die Tiefe gehende – Informationen zu erhalten, die nicht nur ein nachvollziehbares Bild von denkbaren Aspekten gestörten Erlebens oder Verhaltens geben können. Dabei empfiehlt es sich auf einzelne Episoden oder Aussagen aus dem Bericht des Patienten detaillierter einzugehen. Dies gilt vor allem dort, wo Aussagen des Patienten auf gestörte Essverhaltensweisen, auf psychische Erkrankungsepisoden hinweisen oder wo Widersprüche im Erzählfluss des Patienten erkennbar werden.

Solche Episodenbesprechungen ergänzen die anamnestischen und aktuellen Befunde und diagnostischen Foci, wie im vorangegangenen Kasten genannt, und ermöglichen nicht nur einen Blick auf Aspekte von Adipositasentstehung und Essstörung, sondern sind darüber hinaus dazu geeignet, auch psychisch-strukturelle Einflüsse auf die Selbstregulation und Adipositasentstehung zu erfassen, die dann auch Anlass geben können, gezielt in weitere relevante Bereiche hinein zu fragen: z. B. die Fähigkeit zur Anpassung an Lebensveränderungen, Compliance und Umgang mit Hilfsangeboten, emotionale Selbstregulation, Selbständigkeit in der Lebensführung und weitere.

Gesprächsabschluss

Am Ende des Gesprächs sollte der Psychiater seine Befunde und alle für den weiteren Behandlungsverlauf relevanten fachlichen Eindrücke aus dem Gespräch auf eine für den Patienten verstehbare Weise mitteilen. Der Patient erhält die Möglichkeit, Fragen dazu zu stellen und seine Eindrücke zum Gesprächsverlauf mitzuteilen. Er sollte auch erfahren, welche Einschätzung der Untersucher gegenüber den chirurgischen Behandlern mitteilen wird. Dies soll dem Patienten die Möglichkeit geben, die Einschätzung zu reflektieren und bei Bedarf auch zu diskutieren. Wenn weitere Abklärungen oder Anschlussgespräche notwendig sein sollten, oder wenn der Untersucher eine psychiatrische oder gesprächstherapeutische Behandlung indiziert sieht, sollte das an dieser Stelle bereits angesprochen werden und der

Patient zu seinen Gedanken und seinem Interesse dazu befragt werden. Es sollten Hilfestellungen bei der Vermittlung eines Behandlungsplatzes angeboten werden, wenn eine Behandlung beim Untersucher nicht möglich sein sollte, weil die häufig schwierige Suche nach einem ärztlichen oder psychologischen Psychotherapeuten nicht selten eine erhebliche Hürde bei der Inanspruchnahme psychiatrischer/psychologischer Behandlungsangebote darstellt.

9.3   Zusammenfassung

Die präbariatrische psychiatrische Evaluation dient neben der Feststellung des Vorliegens relevanter psychischer Erkrankungen vor allem der Beratung und Vorbereitung des Patienten auf die von ihm gewählte, operative Behandlungsweise einer auf konservativem Wege nicht ausreichend behandelbaren Adipositas. Das Gespräch soll dem Patienten helfen, seine Entscheidung für die Operation und die daraus folgenden Eingriffe in die Lebensführung zu überprüfen und ggf. noch vorhandene Ambivalenz oder Fehlerwartungen aufzunehmen und einem integrierten Verständnis über den von ihm eingeschlagenen Behandlungsweg zuzuführen. Das Gespräch soll dem Patienten die psychosomatisch-psychiatrische Arbeitsweisen als Komplementärbehandlung innerhalb des bariatrischen Behandlungsangebotes verstehbar und damit verfügbar machen. Eine erfolgreiche Sprechstunde ist als ein offenes Gespräch zu verstehen, in dem bei einem Patienten alle mit der Operation in Zusammenhang stehenden psychischen Aspekte ausreichend erkannt, verstanden und gewichtet werden konnten und darüber ein Dialog zwischen dem Patienten und dem Psychiater entstanden ist.

10 Psychosomatische Aspekte Adipöser vor und nach Adipositaschirurgie

Almut Schaefer und Isa Sammet

Eine Vielzahl der Menschen, die sich einer adipositaschirurgischen Behandlung unterziehen, leiden unter einer psychischen Störung. Mühlhans et al. (2009) berichten von einer Lebenszeitprävalenz für psychische Störungen von 73 % und präbariatrisch von einer Punktprävalenz von 55 %. Bei diesen psychischen Störungen handelt es sich v. a. um depressive Störungen, Angsterkrankungen, Essstörungen (v. a. um die Binge-Eating-Störung) und somatoforme Störungen. Bekannt ist, dass nach einer bariatrischen Operation depressive und Angst-Störungen, die mit dem Auftreten einer Adipositas assoziiert sind, selbst aber auch durch Übergewichtigkeit entstehen können, signifikant abnehmen (Karlsson et al. 2007). Patienten berichten vor allem im ersten Jahr nach der Operation von einer verbesserten allgemeinen körperlichen Befindlichkeit, einem neu entwickelten Kontrollgefühl – sowohl beim Essen als auch in anderen Lebensbereichen –, einer aktiveren Lebensgestaltung und der Entwicklung eines positiven Selbstbildes. Die vor der Operation bestehende Selbstwertstörung wird dem Übergewicht, nicht der Persönlichkeit zugeschrieben (Engström et al. 2011).

In zwei systematischen Reviews konnten Crosby et al. (2006) und Wunderlich et al. (2006) zeigen, dass sich neben der psychischen Gesundheit auch psychosoziale Parameter wie soziale Beziehungen, Erwerbsfähigkeit und Krankmeldungen postoperativ deutlich verbessern. Die Rückkehr in die Erwerbsfähigkeit lag in verschiedenen Studien bei 16 bis 36 % der bariatrisch operierten Personen, die zuvor nicht arbeitsfähig waren. Auch verbesserten sich in der Regel das Selbstwertgefühl und das Sozialverhalten einschließlich der Partnerschaft und Sexualität. Allerdings beschrieben Rand et al. (1982) im Gegensatz dazu in ihrer Studie eine erhöhte Scheidungsrate der operierten Personen.

Doch auch postoperativ lassen sich bei vielen Patienten weiterhin behandlungsbedürftige psychische Beschwerden nachweisen und die Prävalenz psychischer Störungen scheint auch postoperativ höher zu sein als in der Allgemeinbevölkerung (de Zwaan et al. 2011). Zunehmend zeigt sich, dass bei vielen Menschen der postchirurgische Verlauf in zwei Phasen verläuft. In der ersten Phase, die circa ein bis zwei Jahre postoperativ andauert, stehen die positiven Änderungen mit einer ausgeprägten Gewichtsabnahme, dem Zugewinn an Selbstvertrauen und der Steigerung der Lebensqualität im Vordergrund. Diese Phase wird auch »Honeymoon Phase« genannt. In der anschließenden zweiten Phase stagniert die Gewichtsabnahme und es tritt häufig wieder eine Gewichtszunahme auf, die unterschiedlich stark ausgeprägt sein kann. Das psychische Befinden nähert sich langsam wieder dem vor der Operation an und das neu gewonnene Selbstvertrauen weicht der Angst, wieder zuzunehmen (Engström et al. 2011). In der Literatur finden sich

Hinweise dafür, dass depressive Erkrankungen im 10 Jahres-Verlauf wieder zunehmen (Müller et al. 2013) und dass insgesamt 10–20 % der operierten Menschen ihren Gewichtsverlust als unbefriedigend erleben (Hsu LK et al. 1998).

In Erweiterung des Beitrags von Göldner et al. (▶ Kap. 12), die die interdisziplinäre S3-Leitlinie zur »Prävention und Therapie der Adipositas« mit besonderem Augenmerk auf die psychischen Aspekte der Adipositas vorstellen, widmet sich dieser Beitrag der Veränderung des psychischen Befindens durch eine bariatrische Operation. Anhand der Literatur wird der Frage nachgegangen, ob es Prädiktoren für die Prognoseeinschätzung sowohl bezüglich des psychischen Befindens als auch des Gewichtsverlaufs nach bariatrischem Eingriff gibt.

10.1 Krankheitswertige psychische Störungen vor und nach bariatrischer Chirurgie

Depression und Angst

Luppino et al. (2010) haben in einer Metaanalyse Hinweise auf einen bidirektionalen Zusammenhang zwischen Adipositas und Depression gefunden. So scheint das Vorliegen einer Adipositas das Risiko, an einer Depression zu erkranken, zu erhöhen, ebenso wie depressive Störungen das Risiko für die Entwicklung einer Adipositas signifikant ansteigen lässt. Auf symptomatischer Ebene weisen eine atypische depressive Störung und eine Adipositas Gemeinsamkeiten auf wie das Vorliegen von Antriebsschwäche, Bewegungsarmut, eines pathologischen, hyperkalorischen Essverhaltens, dem Auftreten von Übergewicht und schließlich einer erhöhten Morbidität und Mortalität im Rahmen kardiovaskulärer Erkrankungen und Typ-2-Diabetes mellitus. Auf biologischer Ebene vermitteln inflammatorische Prozesse, Störungen der Stresshormonregulation, Insulinresistenz und daraus resultierende kognitive Defizite bidirektional Veränderungssignale (Müller 2015). Bekannt ist, dass die anhaltende Aktivierung der HPA-Achse bei der depressiven Störung zur Entstehung der Adipositas beiträgt. Auch die psychopharmakologische Behandlung depressiver Patienten mit Antidepressiva und Neuroleptika trägt infolge ihres Nebenwirkungsprofils zur Gewichtssteigerung bei (Luppino 2010). Umgekehrt können auch psychosomatische Faktoren Erklärungsansätze für die Verbindung von Depression und Adipositas liefern, wie über die anhaltende Stigmatisierung, denen adipöse Menschen ausgesetzt sind oder die geringe Selbstfürsorge depressiver Personen. Bei adipösen Menschen mit gestörtem Essverhalten (z. B. Binge Eating Störung) spielen bei der Entstehung einer depressiven Störung Schamgefühle und ein geringer Selbstwert häufig eine zentrale, wenn nicht sogar entscheidende Rolle.

Postoperative Befunde: De Zwaan et al. konnten 2011 zeigen, dass die Häufigkeit und Schwere von affektiven und Angst-Störungen nach einer bariatrischen

Operation kurz und mittelfristig deutlich abnehmen. Die Lebensqualität verbessert sich nachhaltig (Karlsson et al. 2007). Jedoch weisen auch nach einer bariatrischen Operation viele Patienten weiterhin behandlungsrelevante psychische Erkrankungen auf. In einer 10-Jahres-Studie von Legenbauer et al. (2011) fanden sich Hinweise für eine vorübergehende Abnahme depressiver Symptome nach Adipositaschirurgie, jedoch einer erneuten Zunahme im weiteren Verlauf.

In einer 2007 von Adams et al. publizierten Studie wurde von einer zweifach erhöhten Suizidrate im postoperativen Verlauf berichtet. Dieses Ergebnis wurde in weiteren Studien bestätigt (Adams et al. 2007; Tindle et al. 2010). Die Gründe für den Anstieg der Suizidrate sind unklar. Diskutiert werden das Fortbestehen psychischer und körperlicher Beschwerden, psychosoziale Faktoren, eine erhöhte Impulsivität, die Enttäuschung über unbefriedigende postoperative Gewichtsverläufe und Probleme mit der Körperform infolge hängender Hautpartien (de Zwaan 2013). Diese überflüssigen Hautlappen (»Fettschürzen«) – bei Frauen vor allem an den Extremitäten, bei Männern im abdominellen Bereich – sind eine häufige Folge der Adipositaschirurgie mit der daraus resultierenden starken Gewichtsabnahme.

Eine *postoperativ* auftretende depressive Erkrankung scheint ein Prädiktor für einen weniger befriedigenden Gewichtsverlauf darzustellen (de Zwaan 2011), wohingegen eine *präoperativ* diagnostizierte Depression kein Prädiktor für einen unbefriedigenden postchirurgischen Gewichtsverlauf darstellt.

Suchtverhalten

In den letzten Jahren nehmen Hinweise für eine Zunahme von postoperativ problematischem Alkoholkonsum zu. 2012 wurde zu dieser Thematik eine groß angelegte US-amerikanische Studie von King et al. veröffentlicht. Dort konnte gezeigt werden, dass bereits vor dem adipositaschirurgischen Eingriff bei 7,6 % der Patienten eine Alkoholproblematik bestand. Während im ersten postoperativen Jahr die Rate unverändert blieb, kam es im zweiten postoperativen Jahr bei allen Patienten, die sich einer bariatrischen Operation unterzogen hatten, zu einem Anstieg auf 9,6 %, bei Patienten, die sich einer Roux-en-Y-Operation unterzogen hatten, sogar auf 10,7 %. Als Prädiktoren konnten männliches Geschlecht, jüngeres Alter, Rauchen, Drogenkonsum und fehlende soziale Unterstützung gefunden werden. Gesundheitlich bedenklich ist der krankhaft erhöhte Alkoholkonsum vor allem bei den Patienten mit einem Roux-en-Y-Bypass, da die Verkürzung der Resorptionsstrecke dazu führt, dass der Alkohol schneller in die Blutbahn gelangt und es damit zu einer höheren Blutalkoholkonzentration kommt. Sogg (2007) kommt zu einem vergleichbaren Ergebnis, nämlich dass Patienten nach einer Magenbypassoperation mehr als doppelt so häufig von einer postoperativen Alkoholabhängigkeit betroffen sind wie Patienten nach Bandimplantation. Als Ursache dafür sieht sie die postoperativ veränderte Pharmakokinetik mit dem schnelleren Anfluten des Alkohols, die höhere Blutalkoholkonzentration sowie die längere Halbwertszeit. Von einer postchirurgischen Zunahme des Nikotin- und Drogenkonsums wird ebenfalls berichtet (Conason et al. 2013). Inwieweit sich ein krankhaft veränderter Alkoholkonsum insgesamt auf den postoperativen Verlauf und die weitere psychische Gesundheit sowie Gewichtsentwicklung auswirkt, wurde bislang nicht hinreichend untersucht.

Essverhalten

Die Binge-Eating-Störung ist die häufigste Essstörung, die vor einer adipositas-chirurgischen Maßnahme bei ca. 25 % der OP-Kandidaten nachgewiesen werden kann. Sie präsentiert sich in Form regelmäßiger Essattacken mit dem Gefühl des Kontrollverlustes ohne nachfolgende gegenregulierende Maßnahmen, wie zum Beispiel Erbrechen oder dem Gebrauch von Abführmitteln. Psychisch zeigt sich bei diesen Menschen eine verstärkte Sorge um ihre Figur, ihr Körpergewicht und das Essen. Zudem ist sie mit einer erhöhten psychischen Komorbidität assoziiert, vor allem mit depressiven Störungen und ADHS (Mühlhans et al 2009; de Zwaan 2013). Bei vielen adipösen Menschen lassen sich jedoch keine klar abgrenzbaren Essanfälle nachweisen, sondern sie berichten von »grazing« oder »nibbling«, worunter man eine kontinuierliche Nahrungsaufnahme über den gesamten Tag versteht. Ebenso wie bei der Binge-Eating-Störung besteht dabei aber das Gefühl eines Kontrollverlustes. Auch andere Formen des pathologischen Essverhaltens wie »night eating« und »sweet eating« werden häufig beschrieben, wobei keine allge-meingültigen Definitionen für diese Verhaltensweisen bestehen.

Postchirurgische Befunde: Nach dem operativen Eingriff ist es aufgrund der Veränderungen im Magen-Darm-Trakt schwierig, zwischen »normalem« und »pathologischem« Essverhalten zu unterscheiden. Die veränderten anatomischen Strukturen führen zu einer konsequenten Restriktion der Nahrungsmittel und der Nahrungsmenge. Das Essverhalten ist zudem von ritualisierten Verhaltensweisen mit häufigen kleinen Mahlzeiten, einem ausgiebigen Kauen und der Kontrolle der Trinkmenge gekennzeichnet (de Zwaan 2013). Wird diese Form der Nahrungs- und Flüssigkeitsaufnahme nicht eingehalten, drohen negative Konsequenzen wie »Steckenbleiben« der Nahrung, Erbrechen und abdominelle Schmerzen (de Zwaan 2010).

Nicht allen Betroffenen gelingt es allerdings, postoperativ die Nahrungsauf-nahme zu kontrollieren, was als »Loss of Control (LOC) eatings« bezeichnet wird. Dabei muss die Nahrungsmenge objektiv nicht groß sein, aber die Patienten be-richten von einem subjektiven Gefühl des Kontrollverlustes. Das LOC eating ist statistisch mit dem präoperativen Vorhandensein einer Binge-Eating-Störung (BES) korreliert. Bis zu 50 % der Patienten, die präoperativ unter einer Binge Eating Störung (BES) gelitten haben, berichten postoperativ über ein Loss of Control (LOC) eating. Auch von der Entwicklung manifester Essstörungen (Bulimia ner-vosa, Anorexia nervosa) wird in Einzelfällen berichtet (Engel et al. 2012).

Das präoperative Vorliegen einer Binge-Eating-Störung (BES) ist also als ein erheblicher Risikofaktor für das Auftreten eines postoperativen Loss of Control (LOC) eating zu bewerten. Welche Patienten dauerhaft ohne Essanfälle bleiben, beziehungsweise bei welchen ein Loss of Control eating auftritt, ist bisher unklar. Deutlich wurde, dass postoperatives LOC eating mit einem geringeren postbaria-trischen Gewichtsverlust assoziiert ist, allerdings trat es auch bei Patienten mit einer signifikanten Gewichtsabnahme auf (White et al. 2010). Dagegen scheint eine präoperativ bestehende Binge-Eating-Störung (BES) kein Prädiktor für die postoperative Gewichtsabnahme zu sein.

Zusammenfassend bedeutet dies, dass eine präoperativ vorliegende Binge-Eating-Störung (BES) kein Prädiktor für die postoperative Gewichtsentwicklung darstellt, aber als ein Risikofaktor für das Auftreten eines postoperativen Loss of Control (LOC) eating zu bewerten ist, das wiederum ein erhöhtes Risiko für einen unbefriedigenden Gewichtsverlauf darstellt.

Persönlichkeitsmerkmale und Persönlichkeitsstörungen

In der SOS Studie konnten Ryden et al. 2003 zeigen, dass sich Persönlichkeitsmerkmale einer normalgewichtigen Referenzgruppe, verglichen mit denen einer Gruppe von Patienten mit Adipositas Grad III, nicht signifikant unterscheiden. Eingesetzt wurde die Karolinska Scales of Personality mit den Dimensionen »*Somatic Anxiety, Muscular Tension, Psychastenia, Psychic Anxiety, Monotony Avoidance, Impulsiveness, and Irritability*«. Es fanden sich demnach keine Hinweise für das Vorliegen einer »Adipositas-Persönlichkeit«. Im Rahmen dieser Studie wurde auch der Frage nachgegangen, ob es durch die drastische postoperative Gewichtsreduktion zu einer Veränderung von Persönlichkeitsmerkmalen kam. Dabei zeigte sich, dass sich zwei Jahre postoperativ die Scores aller Dimensionen, bis auf das Merkmal »Impulsivität«, verringerten. Die Autoren bewerteten zusammenfassend Impulsivität und auch emotionale Instabilität als negative Prädiktoren für eine zufriedenstellende Gewichtsabnahme.

Zusammenfassung und Beurteilung

Die bariatrische Operation stellt für schwer adipöse Menschen die effektivste Methode zur Gewichtsreduktion dar. In vielen Fällen ist sie mit umfassenden positiven somatischen, psychischen und psychosozialen Konsequenzen verbunden. Es gibt aber auch Anzeichen dafür, dass die Besserung der psychosozialen Parameter nach den ersten zwei Jahren, die auch als »Honeymoon Phase« bezeichnet wird, rückläufig ist und sich das psychische Befinden bei manchen Patienten wieder dem präoperativen Ausgangsniveau annähert oder es sogar erreicht. Dieses wird mit dem Vorliegen stabiler Persönlichkeitsmerkmale erklärt, die sowohl nach negativen wie auch nach positiven Lebensereignissen wieder langsam in die Ausprägung entsprechend der präoperativen Zeit zurückkehren (Wadden 2001).

10–20 % der befragten Patienten sind aus verschiedenen Gründen mit dem postoperativen Verlauf unzufrieden. Dies kann zum einen mit einer unbefriedigenden Gewichtsabnahme zusammenhängen oder mit neuen beziehungsweise wiederkehrenden psychischen Beschwerden oder einer Kombination von beiden Faktoren. Die Datenlage zu Prädiktoren des Behandlungsergebnisses ist inkonsistent. Personen, die präoperativ bereits unter psychischen Erkrankungen gelitten und mehrere stationäre Aufenthalte durchlaufen haben, leiden auch nach adipositaschirurgischer Intervention vermehrt unter behandlungsbedürftigen psychischen Erkrankungen. Dabei scheinen Schwere und nicht Form der psychischen Erkrankung sowie die Anzahl der psychischen Störungen vor Operation von prädiktivem Wert zu sein (Herpertz et al. 2004). Trotzdem bleibt damit die zweifach erhöhte Suizidrate, die bei einem heterogenen postoperativen Kollektiv nachgewiesen wurde, ungeklärt (Adam et al. 2007). Hier bedarf es zur Klärung dringend weiterer Forschungsanstrengungen.

Bezogen auf die postchirurgische Gewichtsentwicklung ist davon auszugehen, dass *präbariatrisch* diagnostizierte psychische Erkrankungen kein Prädiktor für einen unbefriedigenden weiteren Gewichtsverlauf darstellen. Lediglich das Vorliegen einer Binge-Eating-Störung kann als ein erhöhtes Risiko für das postchirurgische Auftreten eines Loss of Control eating angesehen werden, das wiederum mit einem unbefriedigenden Gewichtsverlauf verbunden ist. Anders gestaltet es sich bei *postchirurgisch* auftretenden psychischen Erkrankungen. Sowohl depressive Störungen wie auch Essstörungen in Form eines Loss of Control eating gelten als Prädiktoren für einen unbefriedigenden Gewichtsverlust.

Zusammenfassend lässt sich sagen, dass aus psychosomatisch-psychiatrischer Sicht zum jetzigen Zeitpunkt keine klaren Verlaufs- und Prognoseprädiktoren für präbariatrisch untersuchte Adipositaspatienten bekannt sind, jedoch postoperativ auftretende psychische Störungen häufig mit einem unbefriedigenden Gewichtsverlauf verbunden sind. Deshalb erscheint es als Konsequenz wichtig, nicht nur eine präoperative psychiatrische Abklärung – wie sie bereits routinemäßig durchgeführt wird – anzubieten, sondern auch postoperativ psychiatrische Verlaufsuntersuchungen, bei denen auf eine entsprechende Symptomatik geachtet und die Indikation zur weitergehenden psychiatrisch-psychotherapeutischen Behandlung großzügig gestellt werden sollte.

10.2 Fallbeispiele

Fallbeispiel 1: Frau R.
Die 54 Jahre alte Frau R. stellt sich in der psychosomatisch-psychiatrischen Adipositassprechstunde vor, zugewiesen durch den behandelnden Chirurgen. Dieser hatte sie im Rahmen der postchirurgischen Nachkontrolle nach laparoskospischer Magenbypassanlage 11/2012 untersucht und sie niedergeschlagen erlebt.

Die Patientin sei seit 20 Jahren glücklich verheiratet, habe als Bankkauffrau gearbeitet und sei seit der Geburt ihrer ersten Tochter 2006 als Hausfrau tätig. Sie berichtet, sich trotz zufriedenstellender Gewichtsentwicklung mit 66 kg bei 169 cm (BMI 23,1 kg/m^2) zu dick zu fühlen. Dies führe dazu, dass sie weiterhin übergroße Kleidung (XXL) kaufe. Täglich habe sie mehrmals Heißhungerattacken mit anschließendem Erbrechen. Im Verlauf des Gesprächs wird deutlich, dass es sich dabei nicht um eine Operationsfolge handelt, sondern um selbstinduziertes Erbrechen. Aus schlechtem Gewissen wegen ihres pathologischen

Essverhaltens fühle sie einen inneren Zwang, sich ständig zu bewegen, sodass sie derzeit ihre sozialen Kontakte vernachlässige. Sie wiege sich täglich, ihr postoperatives Zielgewicht von 70 kg habe sie erreicht und strebe nun 63 kg an. Die gewichts- und essstörungsbezogene Anamnese zeigt seit ihrer Jugend eine Adipositas mit Heißhungerattacken, denen sie jedoch keinen Krankheitswert zugeordnet habe. 2001 erfolgte bei einem BMI von 41,3 kg/m^2 eine Magenbandanlage. Nach anfänglich guter Gewichtsentwicklung kam es zu einer Bandintoleranz mit Erbrechen und retrosternalen Beschwerden und sukzessiv zu einer Gewichtszunahme bis auf 105,3 kg (BMI 36,9 kg/m^2). 2012 wurde das Magenband entfernt und zeitgleich ein Magenbypass implantiert. Erstmals habe sie nach Anlage des Magenbandes erbrochen, zu dieser Zeit jedoch nicht selbst induziert.

In der psychosomatischen Anamneseerhebung präsentiert sie sich im ersten Teil des Gesprächs unauffällig. Bei zunehmendem Vertrauen und genauerer Exploration berichtet sie von Suizidgedanken nach einem sexuellen Missbrauch in ihrer Kindheit, über den sie bis dahin noch nicht gesprochen hatte und den sie erst seit wenigen Jahren erinnert. Eine ambulante oder stationäre Psychotherapie ist noch nie erfolgt. Bei Frau R. wird die Diagnose einer Bulimie mit den damit verbundenen Symptomen von Essanfällen, selbstinduziertem Erbrechen, einer Körperschemastörung, der übermäßigen Angst zuzunehmen und einem ausgeprägtem Bewegungsdrang gestellt. Psychodynamisch ist ein Zusammenhang zwischen der erlebten Traumatisierung und der neu aufgetretenen Essstörung wahrscheinlich. Eine Hypothese ist, dass der invasive Eingriff im Unbewussten eine Retraumatisierung im Sinne der bedrohten körperlichen Unversehrtheit – wie bei dem sexuellen Trauma – darstellte.

Der Patientin wird eine psychotherapeutische Behandlung empfohlen: Sie ist diesbezüglich motiviert und ein ambulanter Behandlungsplatz wird vermittelt.

Fazit: Im Fall von Frau R. hat sich zwar ein positiver Gewichtsverlauf ergeben, aber bezüglich des psychischen Befindens besteht ein ungünstiger postoperativer Verlauf mit der neu entwickelten Symptomatik einer Bulimie. Rückblickend kann davon ausgegangen werden, dass bereits präoperativ eine Binge-Eating-Störung vorlag. Da diese, wie oben dargestellt, nicht zwingend mit einem ungünstigen postoperativen Verlauf verbunden ist, hätte sich aus der psychosomatisch-psychiatrischen Evaluation keine unmittelbare Kontraindikation für die bariatrische Maßnahme ergeben. Wenn damals schon Kenntnis über die suizidale Krise und die sexuelle Traumatisierung vorgelegen hätte, hätte dies Anlass sein müssen, präoperativ die Folgen eines solchen invasiven Eingriffs vor dem Hintergrund der Vorgeschichte zu antizipieren. Es hätte die Empfehlung für die Vorschaltung einer psychotherapeutischen Behandlung erfolgen sollen. Allerdings ist dabei zu beachten, dass Patienten nicht immer gleich öffnungsbereit sind. Eventuell konnte sich die Patientin erst jetzt durch die Erhöhung des Leidensdrucks öffnen. Jedenfalls zeigt dies, wie oben im Allgemeinen begründet, dass nicht nur prä- sondern auch postoperativ auf das psychische Befinden der operierten Patientinnen und Patienten geachtet werden sollte, da sich Störungen, die mit der Operation in Zusammenhang stehen, auch peri- oder postoperativ entwickeln können.

Fallbeispiel 2: Frau B.

Erstmalig stellt sich die 44-jährige Frau B. im Februar 2012 im Rahmen der präoperativen psychiatrischen Evaluation vor geplanter Magenbypassoperation in der psychosomatischen Sprechstunde vor. Die Überweisung erfolgt von ihrem Hausarzt nach langjährigen frustranen Diätversuchen bei einem Körpergewicht von 118,5 kg bei 167 cm Körpergröße (BMI 42,2 kg/m²). Sie berichtet von einem starken Übergewicht seit ihrer Kindheit. Häufig sei sie deshalb »Hänseleien« in der Schule und später im Beruf ausgesetzt gewesen. Deshalb habe sie sich zunehmend zurückgezogen und verlasse seit einigen Jahren das Haus nur noch um Einzukaufen. Körperlich leide sie unter den Folgen der extremen Adipositas in Form einer Anstrengungsdyspnoe, einer raschen Ermüdbarkeit und Schmerzen in beiden Kniegelenken und im Rücken.

In der biographischen Anamnese berichtet sie von einer »schwierigen Kindheit« mit Gewalterfahrungen. Nach erfolgreichem Lehrabschluss als Pflegefachfrau übt sie in diesem Bereich eine mehrjährige Tätigkeit aus. Aufgrund zunehmender psychischer Beschwerden ist sie seit 2008 zu 100 % berentet. Aktuell sei sie ohne Partnerschaft oder Beziehung, habe nur wenige soziale Kontakte. Die Ursache dafür liege in ihrer sozialen Unsicherheit und der Scham über ihr Aussehen. In der psychosomatisch-psychiatrischen Anamnese zeigen sich eine Benzodiazepinabhängigkeit (ED 1987), eine emotional instabile Persönlichkeitsstörung (ED 1990) mit Phasen von selbstverletzendem Verhalten und chronischer Suizidalität, eine soziale Phobie (ED 2007) sowie rezidivierende depressive Episoden (ED 2007). Bulimische Phasen werden von 1997–2004 beschrieben. Seit dieser Zeit leide sie unter einer Binge-Eating-Störung. Seit einigen Jahren sei sie in regelmäßiger ambulanter psychiatrischer Behandlung und war zweimalig in stationärer psychotherapeutischer Behandlung. In der Familienanamnese zeigt sich eine Adipositas beider Elternteile, zudem eine bipolare Störung des Vaters und eine Alkoholabhängigkeit beider Brüder.

Procedere: Aufgrund der langjährigen psychiatrischen Anamnese mit dem Vorliegen mehrerer psychischer Störungen werden insgesamt vier Gespräche über die Dauer von sechs Monaten mit der Patientin geführt. Suizidalität und selbstverletzendes Verhalten bestehen seit mehreren Jahren nicht mehr, bezüglich der Benzodiazepinabhängigkeit nimmt sie unter ärztlicher Betreuung täglich 10 mg Valium zu sich. Essanfälle finden circa dreimal wöchentlich statt. Sie zeigt sich introspektionsfähig, kooperativ, zuverlässig und in Bezug auf die bevorstehenden Veränderungen nach einer Magenbypassoperation sehr gut informiert und motiviert. Ihre ambulante Psychiaterin unterstützt die Patientin bei diesem Vorhaben.

Im Wissen um die psychischen Erkrankungen der Patientin wird bei der interdisziplinären Fall- und Patientenbesprechung die Magenbypassoperation befürwortet und die komplikationslos verlaufende Anlage eines proximalen Magenbypasses erfolgt im November 2012.

Im Juli 2014 wird Frau B. zu einer psychosomatischen Verlaufsbeurteilung gesehen. In dieser berichtet sie, dass sich die Magenbypassoperation sehr positiv auf ihr Leben ausgewirkt habe. Sie habe über 50 kg Körpergewicht abgenommen und wiege aktuell 63,6 kg (BMI 22,7 kg/m²). Derzeit esse sie circa je eine halbe Portion und betreibe dreimal wöchentlich Sport. Essanfälle seien nicht mehr aufgetreten. Sie habe den Eindruck, dass »das Gehirn und nicht der Magen operiert worden sei«. Die soziale Phobie habe sich sehr gebessert, sie könne wieder ohne Angst die Wohnung verlassen. Größere Menschenmengen meide sie weiterhin. Sie traue sich wieder, ihren Körper im Spiegel zu betrachten, was ihr präoperativ nicht mehr möglich gewesen sei. In die ambulante Psychotherapie gehe sei weiterhin einmal wöchentlich, sie leider zwar noch unter depressiven Phasen, jedoch seien diese weniger stark ausgeprägt. Die Benzodiazepine nehme sie in unveränderter Dosis ein, nachdem der Versuch einer Reduktion nicht geklappt habe. Es seien keine somatischen Komplikationen aufgetreten. Sie habe ihr Wunschgewicht erreicht, sei sich zusammen mit ihrer ambulanten Therapeutin aber der Gefahr bewusst, eine Anorexie zu bekommen und führe deshalb ein Esstagebuch.

Fazit: Bei Frau B. zeigt sich ein günstiger postoperativer Verlauf. Sie konnte ihr Körpergewicht deutlich reduzieren, somatische Komplikationen traten nicht auf. Bezüglich ihrer psychischen Erkrankungen zeigt sich zwei Jahre postoperativ bezüglich der sozialen Phobie und der Binge-Eating-Störung eine deutliche Verbesserung, zudem eine leichte Verbesserung der depressiven Störung. Keine Änderung ist bei der Benzodiazepinabhängigkeit aufgetreten, die beschriebene emotional instabile Persönlichkeitsstörung war bereits Jahre vor der Operation rückläufig. Erstmals seit vielen Jahren erlebt sie sich wieder in der Lage, selbst etwas in ihrem Leben verändern zu können. Dies führt zu einer Zunahme sozialer Kontakte und seit sechs Wochen zu einem Arbeitsversuch in einer Bibliothek, der sich erfolgreich gestaltete.

Im Wissen, dass sich die Patientin noch in der »ersten Phase« nach der Operation befindet und gefährdet ist, sich im psychischen Befinden wieder zu verschlechtern, wird ihr einerseits angeboten, sich bei Bedarf jederzeit erneut in der psychiatrischen Adipositassprechstunde vorzustellen, andererseits wird ihr empfohlen, die ambulante Psychotherapie fortzuführen.

10.3 Fazit

Zusammenfassend zeigen die beiden Fälle exemplarisch, dass die psychische Verarbeitung des Übergewichts, der Operation und der Gewichtsabnahme ein hochindividuelles Geschehen darstellt. Wie auch die Literatursichtung nahelegt, kann ein Teil der oft schwer stigmatisierten Patienten durch die Gewichtsabnahme eine Verbesserung des Selbstwerts und damit eine Abnahme von Depressivität und Angst sowie eine Zunahme von Lebensqualität erreichen. Bei anderen Patienten erweist sich deren mehr oder weniger bewusste Hoffnung, ihre psychischen und/ oder psychosozialen Probleme durch »eine Korrektur von außen« zu lösen, als Trugschluss. Eventuell werden bis dahin latente Konflikte, die durch das Übergewicht »erfolgreich« abgewehrt wurden, erst manifest, wenn die körperliche Unversehrtheit durch die Operation bedroht wird oder das Übergewicht nicht mehr als »Schutzpanzer« eingesetzt werden kann (▶ Kap. 4). In jedem Fall leitet sich daraus die Forderung nach einer umfassenden individuellen psychischen Diagnostik ab, wie sie meistens für den Bereich der psychosomatisch-psychiatrischen Psychotherapie im Allgemeinen gilt. Es erklärt sich daraus auch, dass Studien, die ganz allgemein Prädiktoren für den postoperativen Verlauf untersucht haben, kaum zu praxisrelevanten Ergebnissen geführt haben. Wechselwirkungen zwischen persönlicher Lebensgeschichte, Bewältigungsstrategien, Abwehrmechanismen usw. verunmöglichen eine Prädiktion des postoperativen Verlaufs. Aber sie unterstreichen, dass den Betroffenen eine prä-, peri- und postoperative psychosomatische Diagnostik und Behandlung mindestens angeboten werden muss.

Literatur

Adams TD, Gress RE, Smith SC et al. (2007) Long-Term Mortality after Gastric Bypass Surgery. N Engl J Med 357:753-761.

Conason A, Teixeira J, Hsu CH et al. (2013) Substance Use Following Bariatric Weight Loss Surgery. JAMA Surg 148:145-150.

Crosby RD, Wonderlich SA, Mitchell JE, de Zwaan M, Engel SG, Connolly K, Flessner C, Redlin J, Markland M, Simonich H, Wright TL, Swanson JM, Taheri M (2006) An empirical analysis of eating disorders and anxiety disorders publications (1980-2000) part II: Statistical hypothesis testing. Int J Eat Disord.39:49-54.

De Zwaan M, Mitchell JE, Howell LM, Monson N, Swan-Kremeier L, Crosby RD, Seim HC 2003 Characteristics of morbidly obese patients before gastric bypass surgery. Compr Psychiatry Sep-Oct 44(5):428-434.

De Zwaan M, Hilbert A, Swan-Kremeier L et al. (2010) A comprehensive interview assessment of eating behavior 2 years after gastric bypass surgery for morbid obesity. Surg Obes Relat Dis 6:79-85.

De Zwaan M, Enderle J, Wagner S et al. (2011) Anxiety and depression in bariatric surgery patients: a prospective, follow-up study using structured clinical interviews. J Affect Disord 133:61-68.

De Zwaan (2013) Ist Adipositas eine Suchterkrankung? Psychother Psych Med 63(07):255-256.

Engel S, Mitchell JE, de Zwaan M et al. (2012) Eating Disorders and Eating Problems Pre- and Post Bariatric Surgery. In: Mitchell JE, de Zwaan M, Eds. Psychosocial Assessment and Treatment of Bariatric Surgery Patients. New York/London: Routledge, Taylor & Francis Group.

Engstroem M, Forsberg A (2011) Wishing for deburdening through a sustainable control after bariatric surgery. Int J Qualitive Stud Health Well-being 6:5901.

Herpertz S, Kielmann R, Wolf AM et al. (2004) Do psychosocial variables predict weight loss or mental health after obesity surgery? – a systematic review Obes Res 12:1554-1569.

Hsu LK, Benotti PN, Dwyer J et al.(1998) Nonsurgical factors that influence the outcome of bariatric surgery: a review. Psychosom Med 60:338-346.

Karlsson J, Taft C, Rydén A et al. (2007) Ten-Year Trends in Health-Related Quality of Life After Surgical and Conventional Treatment for Severe Obesity: The SOS Intervention Study. Int J Obes 31:1248-1261.

King WC[1], Chen JY, Mitchell JE, Kalarchian MA, Steffen KJ, Engel SG, Courcoulas AP, Pories WJ, Yanovski SZ (2012 Jun) Prevalence of alcohol use disorders before and after bariatric surgery. JAMA 20;307(23):2516-2525.

Legenbauer T, Petrak F, de Zwaan M et al. (2011) Influence of depressive and eating disorders on short- and long-term course of weight after surgical and nonsurgical weight loss treatment. Compr Psychiatry 52: 301-311.

Luppino FS, de Wit LM, Bouvy PF et al. (2010) Overweight, obesity, and depression: a systematic review and meta-analysis of longitudinal studies. Arch Gen Psychiatry 67:220-229.

Mühlhans B, Horbach T, de Zwaan M (2009) Psychiatric Disorders in Bariatric Surgery Candidates: A Review of the Literature and Results of a German Prebariatric Surgery Sample. Gen Hosp Psychiatry 31: 414-421.

Müller A, Herpertz S, de Zwaan, M (2012) Psychosomatische Aspekte der Adipositaschirurgie. Psychother Psych Med 62:473-480.

Müller A (2015) Warum sind Menschen mit Adipositas psychisch krank? Psychother Psych Med 65:36-38.

Rand CS, Kuldau JM, Robbins L (1982 Mar) Surgery for obesity and marriage quality. JAMA12;247(10):1419-1422.

Rydén A, Sullivan M, Torgerson JS et al. (2003) Severe obesity and personality: a comparative controlled study of personality traits. Int J Obes Relat Metab Disord 27:1534-1540.

Rydén A, Sullivan M, Torgerson JS et al. (2004) A comparative controlled study of personality in severe obesity: a 2-y follow- up after intervention. Int J Obes Relat Metab Disord 28:1485-1493.

Sogg S.(2007) Alcohol Misuse After Bariatric Surgery: Epiphenomenon or »Oprah« Phenomenon? Surg Obes Relat Dis 3:366-368.

Tindle HA, Omalu B, Courcoulas A et al. (2010) Risk of suicide after long-term follow-up from bariatric surgery. Am J Med 123:1036-1042.

Wadden TA, Sarwer DB, Womble LG, Foster GD, McGuckin BG, Schimmel A (2001 Oct) Psychosocial aspects of obesity and obesity surgery. Surg Clin North Am.: 81(5):1001-1024.

White MA, Kalarchian MA, Masheb RM (2010) Loss of control over eating predicts outcomes in bariatric surgery patients: a prospective, 24-month follow-up study. J Clin Psychiatry 71:175-184.

Wonderlich SA, Crosby RD, Mitchell JE, de Zwaan M, Engel SG, Connolly K, Flessner C, Redlin J, Markland M, Simonich H, Wright TL, Swanson J, Taheri M (2006 Jan) An empirical analysis of eating disorders and anxiety disorders publications (1980-2000)–part I: Research methods. Int J Eat Disord. 39(1):35-48.

11 Postbariatrische plastische Chirurgie

Volker Wedler

11.1 Ziele

Nach starken Gewichtsabnahmen, die postoperativ nach bariatrischen Operationen in einem Jahr 50 kg weit überschreiten können, kommt es häufig zu Hautüberschüssen mit Hautfaltenbildung in fast allen Körperregionen. In ausgeprägten Fällen sind die ästhetischen, aber auch die somatischen Komplikationen derart gravierend, dass ausgeprägte Einschränkungen der Lebensqualität vorliegen. Beispielsweise haben die Patienten wegen des Gefühls der körperlichen Unattraktivität erhebliche Probleme im Bereich der Sexualität oder in anderen Bereichen, in denen der Körper sichtbar wird. Zwar hängt die psychische Anpassung an die Hautverhältnisse wesentlich von der psychischen Ausstattung, der Lebensgeschichte, der persönlichen aktuellen Situation usw. ab, aber die objektiven Befunde sind oft derart ausgeprägt, dass die Entwicklung von Anpassungsstörungen gut nachvollziehbar ist. Vor diesem Hintergrund wird im Folgenden das Feld der Plastischen Chirurgie aus Sicht des klinisch tätigen plastischen Chirurgen dargestellt.

Operative Maßnahmen der plastischen Chirurgie haben zum Ziel, diese Hautüberschüsse zu entfernen und die Körperkontur wiederherzustellen. Dies kann die Lebensqualität der Patienten sowohl in somatischer wie in psychischer Hinsicht erheblich verbessern (Kitzinger et al. 2012). Die Bedeutung der plastischen Chirurgie zeigt sich auch daran, dass sie als Unterpunkt in die Leitlinien der Adipositaschirurgie aufgenommen wurde (S3-Leitlinien der Adipositaschurgie 2010). Insofern nimmt die Behandlung von adipösen Patienten im interdisziplinären Kontext zunehmend auch einen hohen Stellenwert im Fachgebiet der plastischen und rekonstruktiven Chirurgie ein. Die entsprechende Patienten- Beratung und chirurgische Intervention ist ein fester Bestandteil plastischer und ästhetischer Chirurgie. Für den plastischen Chirurgen ist ein fundiertes Wissen über internistische und allgemeinchirurgische Problematiken für diese Patientengruppe erforderlich. Er wird in seiner Sprechstunde zunehmend mit Fragen zum Wiedererlangen der physischen und psychischen Lebensqualität konfrontiert und ist auf die interdisziplinäre Diskussion innerhalb eines Adipositas-Zentrums angewiesen.

»BAROS« ist ein Begriff aus der griechischen Sprache und bedeutet »Schwere und Last«. Die bariatrische Medizin umfasst die Behandlung des adipösen Patienten (Fettleibigkeit) aus multidisziplinärer Sicht. Die bariatrische Chirurgie ist ein Teilgebiet der Chirurgie, das sich mit operativen Eingriffen befasst, die die Gewichtsreduktion erleichtern sollen. Die plastische Chirurgie wirkt in dieser

Zusammenarbeit »rekonstruktiv«. Ziel ist es, nach erwünschter ausgeprägter Gewichtsreduktion, die in erster Linie postoperativ nach bariatrischen Maßnahmen auftritt, die Körperkontur sowohl funktionell als auch ästhetisch wieder herzustellen. Dies geschieht durch Entfernung von elastizitätsgeminderten Hautüberschüssen. Das Ziel der plastischen Chirurgie besteht explizit nicht in der Gewichtsreduktion durch Fettabsaugen oder z. B. Fettschürzenresektionen.

11.2 Präoperative plastisch-chirurgische Sprechstunde

Nach einer bariatrischen Operation kommt es oft zu einem schnellen, massiven Gewichtsverlust. Deswegen ist es wichtig, vor einer bariatrischen Operation eine umfassende fachärztliche Beratung durch verschiedene Disziplinen durchzuführen. Diese muss auch psychologische Aspekte beinhalten, die das zu erwartende Körperbild betreffen. Aus Perspektive des plastischen Chirurgen sollten die Patienten bereits vor dem bariatrischen Eingriff in den Aufklärungsgesprächen durch chirurgische und psychosomatische Experten aufgeklärt werden, dass es nach der Gewichtsabnahme zu sehr schlaffen Hautverhältnissen kommen kann, deren spontane Retraktion nicht mehr gegeben ist. Die Hautschürzen, die nach großer Gewichtsreduktion auftreten können, stellen unter ästhetischer Perspektive oft eine große psychische Belastung dar. Manche Patientinnen und Patienten können darüber eine krankheitswertige Anpassungs- und Selbstwertstörung entwickeln. Diese sollte in der präbariatrischen Evaluation ausreichend reflektiert werden. Gegebenenfalls sollte eine Zuweisung zur Sprechstunde des plastischen Chirurgen erfolgen. Neben allgemeiner Beratung zur Ernährung und Beratung sind in der präoperativen plastisch-chirurgischen Sprechstunde folgende spezifische Themen relevant:

1. *Hautqualität:* Diese ist interindividuell sehr unterschiedlich. Einflussfaktoren sind vor allem natürliche Alterungsprozesse, Zeitphase der Hautexpansion, Nikotinabusus, UV-Strahlen Exposition, Hautpflege, genetische Disposition u. v. m.. Insofern ist der Patient darauf hinzuweisen, dass die Entwicklung der Hautverhältnisse nach der Gewichtsreduktion schwer vorauszusagen ist.
2. *Fettverteilung:* Diese unterscheidet sich bei Männern und Frauen. Männer haben vor allem Fetteinlagerungen im Gesichtsbereich sowie viszerale Fetteinlagerungen, Frauen haben diese vorzugsweise im Bereich des Abdomens, der Oberarme und Oberschenkel sowie der Gesäßregion. Patienten sind darüber aufzuklären, dass viszerale Fetteinlagerung mit plastisch-chirurgischen Techniken nicht behandelbar ist.
3. *Operationstechniken:* Sie müssen dem Patienten anschaulich erläutert werden. Die Eingriffe erfordern oft umfassende Schnittführungen, worüber aufzuklären ist.

4. *Detaillierte Anamnese der Vorerkrankungen und Risikoaufklärung:* Komorbiditäten, die zu einem erhöhten Operationsrisiko des plastisch-chirurgischen Eingriffs führen können, sind zu erfassen, wie beispielsweise ein Diabetes mellitus mit erhöhter Wahrscheinlichkeit für Wundheilungsstörungen.
5. *Komplikationen:* Nachblutungen und Wundheilungsstörungen werden mit einer Häufigkeit von 10–20 % beobachtet. Auch ist der Patient darauf hinzuweisen, dass das Risiko für Thrombosen und Embolien aufgrund der Operationsdauer bei bestimmten Eingriffen wegen der intra- und postoperativen Immobilität nicht zu unterschätzen ist. Kontraindikationen sind Antikoagulationstherapien und Lungenerkrankungen. Komplikationen erfordern unter Umständen wiederholte Operationen und eine entsprechend verlängerte Nachbehandlung.
6. *Kostenübernahme der plastisch-chirurgischen Operationen durch die Krankenkassen:* Während die Kosten für bariatrische Eingriffe bei Einhaltung vorgegebener Kriterien von den Krankenkassen übernommen werden, werden plastisch-chirurgische Korrektureingriffe meist nicht erstattet. Es wird argumentiert, dass die Hautschürzen keine krankheitswertige Beeinträchtigung darstellen. Dies ist aus psychosomatischer Sicht dann fragwürdig, wenn die ästhetische Problematik vor dem Hintergrund eines tiefer greifenden, evtl. schon länger vorbestehenden Selbstwertkonflikts zu krankheitswertigen depressiven Störungen führt. Es kann versucht werden, in entsprechenden Fällen die Kostenübernahme der plastisch-chirurgischen Maßnahme mithilfe eines psychosomatischen Gutachtens zu erreichen. In diesem Fall sollten die Befunde mit Fotografien dokumentiert werden.
7. *Erfolgsaussichten:* Oft können mit einer plastisch-chirurgischen Operation nur Teilerfolge erzielt werden. Nicht alle Regionen können korrigiert werden. Aufgrund von Risikofaktoren muss die Wiederherstellung auf mehrere Operationen verteilt werden. Manchmal erteilt die Krankenkassen auch nur die Kostenzusage für einen Teil der Operation.

11.3   Plastisch-chirurgische Techniken

Die Ausprägung der Hautelastizitätsminderung und der Lipodysmorphie ist interindividuell sehr verschieden und kann jede Körperregion unterschiedlich betreffen. Für die Behandlung der postbariatrischen Befunde sind je nach individueller Befundlage die Operationen individuell zu planen. Es stehen verschiedene Verfahren zur Verfügung (Strauch und Hermann 2010; Richter und Stoff 2011). Die Entfernung des Hautfettgewebes wird als Dermatolipektomie bezeichnet. Eine Veranschaulichung der sogenannten zirkulären Dermatolipektomie findet sich in den Abbildungen 11.1 bis 11.3.

Die häufigsten operativen Methoden sind:

- Abdominoplastik (Dermatolipektomie mit Straffung der Bauchmuskelfaszien)
- Bauchwandhernien-Repair

- Oberschenkel und Oberarmstraffung, sowie Gesichts- und Halsstraffung
- Liposuktionen in allen o.g. Regionen, auch in Kombination mit den o.g. Techniken

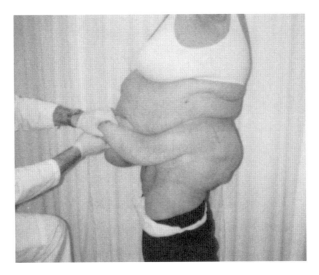

Abb. 11.1: Präoperative abdominale Hautfettschürze nach Gewichtsreduktion

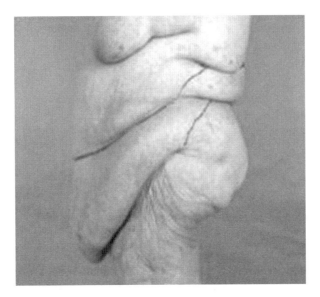

Abb. 11.2: Präoperative Einzeichnung zur Planung der zirkulären Dermatolipektomie

123

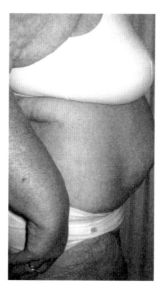

Abb. 11.3: Postoperatives Ergebnis: Drei Monate nach zirkulärer Dermatolipektomie (Resektat=15 Kg)

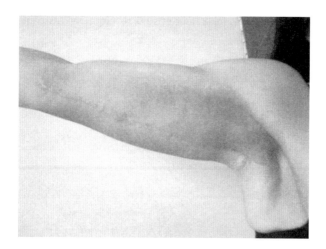

Abb. 11.4: Narben ein Jahr postoperativ nach Oberarmstraffung

Zu beachten ist bei der Liposuktion, dass an der Lokalisation der Fettabsaugung die Fettzellzahl reduziert wird, dass aber bei erneuter Zunahme des Körpergewichts die Fetteinlagerung an anderen Lokalisationen wieder erhöht sein kann. Nicht selten nimmt ein Patient beispielsweise im Gesichts-, Oberarm- oder Brustbereich zu, nachdem eine Liposuktion im Bereich der Beine oder des Abdomens erfolgt war. Resektionen von Haut- Fettarealen führen zwangsläufig zu Narben, die aufgrund der Wundfläche sehr lang sein können. Die Entwicklung der Narbenqualität ist nicht vorherzusagen und interindividuell und nach Körperregion verschieden.

11.4 Fazit

Aufgrund der Elastizitätsminderung der Haut kommt es mit der Gewichtsreduktion an allen Körperregionen zu ausgeprägten Hautüberschüssen. Das Ausmaß hängt von Alter, Nebendiagnosen, Noxen und Lebenssituationen des Patienten ab. Krankheitswertige Folgen sind vor allem Entzündungen in den Hautumschlagsfalten, funktionelle Einschränkungen, hygienische Komplikationen, Einschränkungen im sozialen Kontext und schwere psychische Folgen, was der plastische Chirurg in seinem Kostenzusagegesuch an den vertrauensärztlichen Dienst – eventuell mit Unterstützung eines psychosomatischen Gutachtens – deutlich machen muss.

Alle operativen Eingriffe haben ein allgemeines Risiko hinsichtlich der Anästhesie und der Wundheilung etc. sowie spezielle Risiken der plastisch-chirurgischen Intervention. Diese Operationen dauern lange und haben ausgedehnte Wundflächen. Dieser Tatbestand muss in einer ausführlichen präoperativen Aufklärung dokumentiert werden. Vor allem ist die Erwartungshaltung für das zu erreichende Ergebnis in eine realistische Vorstellung zu bringen. Aufgrund der überdehnten Haut kommt es nach Straffungsoperationen häufig wieder zu »schlaffen« Ergebnissen. Auch kann das zu erwartende Resultat für die Narbenbildung, Sensibilität und Zeitdauer der Zielerreichung nicht vorhergesagt werden. Obwohl der plastische Chirurg erst am Ende der Behandlungskette Adipöser tätig wird, sollte schon während der Gewichtsreduktion und vor einer bariatrischen Operation sowohl eine Beratung hinsichtlich der Erwartungshaltung und dem »Machbaren« als auch die Aufklärung über die Probleme der Kostenübernahmen geführt werden.

Literatur

AWMF-S3-Leitlinie: Chirurgie der Adipositas. (*http://www.adipositas-gesellschaft.de/fileadmin/.../Leitlinien/ADIP-6-2010.pdf*).
Kitzinger H, Abayev S, Pittermann A (2012) After Massive Weight Loss: Patient Expectations` of Body Contouring Surgery. Obes Surg. 22(4):544-548.
Richter DF, Stoff A (2011) Körperstraffungen. Von der Bauchdeckenplastik bis zum Bodylift. Chirurg 82: 797-806.
Strauch B, Herman CK (2010) Encyclopedia of Body Sculpting after Massive Weight Loss. Thieme, New York-Stuttgart, 71:79-89, ISBN 978-1-60406-246-5.

125

12 Psychosoziale Aspekte und Verhaltenstherapie in den aktuellen Leitlinien zur Therapie der Adipositas

Franziska Magdalena Göldner, Florian Junne, Nora Rapps und Martin Teufel

Einführung

Die steigenden Prävalenzen für Übergewicht und Adipositas sind alarmierend und die Entwicklung geeigneter Therapieoptionen hat dementsprechend an Bedeutung gewonnen. In der Entstehung, Aufrechterhaltung und Behandlung von Übergewicht und Adipositas spielen psychosoziale Faktoren eine zentrale Rolle. Psychische Komorbiditäten wie Essstörungen (u. a. die Binge-Eating-Störung), depressive Störungen und Angststörungen, aber auch Stigmatisierung stellen für Personen mit Adipositas nicht selten zusätzlich erschwerende Belastungen dar. Daher kommt der ausführlichen Diagnostik dieser Komorbiditäten unter Einbezug der Begleitfaktoren eine besondere Relevanz zu. Neben der Ernährungs- und Bewegungstherapie haben sich psychotherapeutische Methoden als ein wichtiger Baustein in der Therapie etabliert. Die Wirksamkeit verhaltenstherapeutischer Interventionen ist bisher am besten empirisch untersucht und belegt. Klinische Hinweise sprechen dafür, dass auch andere Verfahren wirksam sind, allerdings steht hier die empirische Evidenz noch aus.

Berücksichtigte Leitlinien

Der gestiegene Stellenwert der Verhaltenstherapie in der Behandlung der Adipositas spiegelt sich in nationalen wie internationalen Leitlinien wieder und wird insbesondere in der im April 2014 veröffentlichten, aktualisierten Fassung »Interdisziplinäre Leitlinie der Qualität S3 zur Prävention und Therapie der Adipositas« deutlich hervorgehoben. Entsprechende Empfehlungen sind auch in internationalen Leitlinien und Richtlinien wie den Scottish Intercollegiate Guidelines Network (SIGN), der American Medical Association (AMA), National Institute for Health and Clinical Excellence (NICE) und der Swiss Society for the Study of Morbid Obesity and Metabolic Disorders (SMOB) zu finden. Sowohl in der deutschen als auch der schottischen Leitlinie wird der Verhaltenstherapie eine vergleichbare Relevanz in der Behandlung der Adipositas eingeräumt wie der Ernährungstherapie 2 und Bewegungstherapie. Unter Berücksichtigung der o.g. Leitlinien, jedoch besonderer Bezugnahme auf die deutsche S3-Leitlinie soll im Folgenden ein Überblick über die Empfehlungen zu verhaltenstherapeutischen Interventionen zur Behandlung und Prävention der Adipositas gegeben werden.

Nomenklatur

Um die psychotherapeutische Intention zu verdeutlichen, wurde in der deutschen Leitlinie durchgängig der Begriff der »Verhaltenstherapie« verwendet. In den zugrundeliegenden Studien zeigt sich die Schwierigkeit einer fehlenden eindeutigen Definition der »Verhaltenstherapie«, da die Begriffe von beispielsweise Verhaltenstherapie, verhaltenstherapeutischen Interventionen, Lebensstiländerungen, Life-Style-Interventionen, Verhaltensänderungen oder Verhaltensmodifikation teils synonym, teils auch widersprüchlich gebraucht wurden und sich meist nur unzureichend Ausführungen zu den angewandten Interventionen finden.

12.1 Psychosoziale Aspekte der Adipositas

Als mögliche Umstände, die die Entstehung der Adipositas begünstigen, werden in den aktuellen Leitlinien die »Affektregulation« und die »Spannungsabfuhr« durch Nahrungsaufnahme bzw. der »temporäre Aufschub dysphorischer Gefühle« als grundlegende psychosoziale Gesichtspunkte diskutiert. Die der Leitlinie zugrundeliegenden Evidenzen beschreiben eine Teilgruppe, die durch »seelische Probleme und Störungen« in ihrem Bewegungs- und Essverhalten Veränderungen aufweisen, in deren Folge eine Adipositas hervorgerufen bzw. aufrechterhalten wird. Zudem wird dargestellt, dass bei adipösen Menschen eine 1,4 bis 2,0-fach (Odds Ratio) erhöhte Häufigkeit besteht, psychische Störungen aufzuweisen. Hierbei handelt es sich vornehmlich um Diagnosen depressiver und somatoformer Störungen sowie Angsterkrankungen. Die Bedeutsamkeit psychischer Probleme und Störungen in der Genese und Aufrechterhaltung der Adipositas wird dementsprechend betont und die Bedeutung einer dahingehend ausgeweiteten Diagnostik unterstrichen. Darüber hinaus wird die Relevanz indikationsbezogener psychotherapeutischer Interventionen hervorgehoben.

Stigmatisierung

Die psychosozialen Auswirkungen von Adipositas sind weitreichend und im Zusammenhang mit dem Thema Stigmatisierung von zentraler Bedeutung. Insbesondere in den westlichen Nationen ist eine negative Bewertung von Übergewicht und Adipositas in der Gesellschaft verbreitet. Damit einhergehend stehen die Attribute von »Faulheit, Willensschwäche oder Disziplinlosigkeit« als angebliche Ursache für das Übergewicht. Demzufolge können soziale Folgen empirisch belegt werden. Stigmatisierung und gewichtsbezogene Diskriminierung sind sowohl in den (neuen) Medien, dem Gesundheitssystem als auch in der Arbeitswelt anzutreffen. So wird in den Leitlinien beschrieben, dass adipösen Personen geringere Kompetenzannahmen entgegengebracht werden im Vergleich zu normalgewichtigen Personen und die Adipositas dem beruflichen Erfolg entgegensteht. Dies gilt insbesondere für Frauen mit Adipositas.

Die Erfahrungen von Stigmatisierung und »Selbststigmatisierung« werden zu einem zusätzlichen Belastungsfaktor für die Betroffenen und können mit einer dysfunktionalen Nahrungsaufnahme als Antwort in einen perpetuierenden und sich selbst verstärkenden Kreislauf münden. Aus verhaltenstherapeutischer Sicht ist die Exploration von Selbst-/Stigmatisierungserfahrungen wichtiger Bestandteil zur Einordnung der dysfunktionalen Verhaltensmuster und Kognitionen sowie nachfolgenden Reflexionen und Ausarbeitung funktionalerer Verhaltensweisen.

Essstörungen

Ein zweiter großer Themenbereich psychosozialer Aspekte, der in den Leitlinien Berücksichtigung findet, ist die differenziertere Betrachtung von Essstörungen im Zusammenhang mit Adipositas. Insbesondere bezieht die Binge-Eating-Störung (BES), die mittlerweile im aktuell überarbeiteten DSM-5 (American Psychiatric Association, 2013) als etablierte Diagnose aufgenommen wurde, eine zentrale Position. Über einen Zeitraum von drei Monaten, wiederkehrende und durchschnittlich mindestens einmal wöchentlich auftretende Essanfälle, bei denen in einem umgrenzten Zeitraum übergroße Nahrungsmengen zu sich genommen werden und das subjektive Gefühl von Kontrollverlust von den Betroffenen wahrgenommen wird, sind Hauptcharakteristika der BES. Es entsteht ein deutlicher Leidensdruck. Gegenregulierende Maßnahmen (exzessives Sporttreiben, Purging-Maßnahmen etc.) werden allerdings nicht eingesetzt. Darüber hinaus ist die BES mit mindestens drei Symptomen assoziiert, die den subjektiv empfundenen Kontrollverlust umschreiben, wie das Essen bis zum unangenehmen Völlegefühl, das Essen großer Nahrungsmengen unabhängig vom Hungergefühl, die schnelle Nahrungsaufnahme, Ekel oder Schuldgefühle und Essen abseits von anderen Personen aufgrund von Scham.

Die hohe Relevanz der Berücksichtigung der Binge-Eating-Störung wird u. a. deutlich in den hohen Prävalenzzahlen von bis zu 30 % betroffener Personen unter den Teilnehmern von Gewichtsreduktionsprogrammen. Insgesamt sind von einer BES Betroffene auch durch höhere allgemeine Belastungen wie auch spezifische psychische Komorbiditäten beeinträchtigt. In diesem Zusammenhang bestehen sowohl höhere Ausprägungen von Selbstwertdefiziten und »geringerer psychosozialer Integration«, als auch empirisch gesicherte Zusammenhänge zwischen Depressivität und BES. Außerdem ist der Zusammenhang zwischen Schweregrad der Psychopathologie und BMI schwächer als die Assoziation der psychischen Komorbidität und dem Schweregrad der BES. Dahingehend ist wichtig zu beachten, dass es für eine Gewichtsreduktion zusätzlicher Maßnahmen bedarf, da diese nicht allein durch eine erfolgreiche Behandlung der psychischen Komorbidität bzw. Essstörung herbeizuführen ist. Dennoch wird vor dem Hintergrund der Evidenz und der klinischen Behandlungsfolgen deutlich, dass eine adäquate Diagnostik hinsichtlich einer unter Umständen bedingenden bzw. komplizierenden Essstörung notwendigerweise erfolgen sollte. Dies sollte auch der Fall sein, wenn der Patient sich primär aufgrund einer anderen psychischen Problematik in verhaltenstherapeutische Behandlung begibt. Da die Kriterien einer BES gut zu präzisieren sind und in Form psychometrischer Testverfahren erhoben werden können, bieten sich diese zur Eingangsdiagnostik an. Für weiterführende diagnostische und therapeutische Empfehlungen zur BES wird auf die S3-Leitlinie »Diagnostik und Therapie der Essstörungen« verwiesen.

Neben der Binge-Eating-Störung ist auf weitere Formen pathologischen Essverhaltens hinzuweisen. Demzufolge sind »Grazing« (»Grasen«) und das Night-Eating-Syndrom (NES) zu nennen. »Grazing« hat in der aktuellen Fassung des DSM-5 keine Operationalisierung erhalten. Es beschreibt ein über einen längeren Zeitraum fortwährendes Verzehren kleinerer Nahrungsmittelportionen (beispielsweise Süßigkeiten). Das NES hat im DSM-5 Berücksichtigung gefunden und beschreibt nach den Diagnosekriterien Essen in den Abend- und Nachtstunden, bei dem mehr als 25 % der täglichen Kalorien zu sich genommen werden und das pro Woche in mindestens drei Nächten auftritt. Einhergehende Symptome sind Schlafstörungen, morgendliche Appetitlosigkeit, Stresserleben und depressive Stimmung. Auch für das NES sind die Prävalenzzahlen in der Allgemeinbevölkerung und spezifischen Kohorten (z. B. Gewichtsreduktionsprogrammen) nicht zu vernachlässigen und unterstreichen die Indikation, auch diese Varianten pathologischen Essverhaltens in die Differenzialdiagnostik mit aufzunehmen.

Depression und Angst

Ein drittes, bedeutsames Themengebiet psychosozialer Aspekte der Adipositas in den Leitlinien befasst sich mit Depressionen und Angst. Adipositas gilt als Risikofaktor für die Entwicklung einer Dysthymie, aber auch für mittel- bis schwergradig depressive Störungen. Die Datenlage für die reziproken Einflüsse zeigt ebenfalls Hinweise auf positive Zusammenhänge, dementsprechend Personen, die an einer depressiven Störung erkranken, auch ein höheres Risiko haben, eine Adipositas zu entwickeln. Gewichtszunahme erfolgt auch im Rahmen des Nebenwirkungsprofils von einigen Psychopharmaka, insbesondere von Antidepressiva und Neuroleptika. Dementsprechend ist dies in der klinischen Praxis bei der Auswahl eines geeigneten Medikaments zur Behandlung affektiver Störungen zu berücksichtigen. Präparate, die potenziell eine Appetit- bzw. Gewichtssteigerung zur Folge haben, sollten demnach vermieden werden. Hinsichtlich der Zusammenhänge zwischen Adipositas und Angststörungen sind die Evidenzen zwar begrenzt, allerdings gibt es Hinweise auf bestehende Beziehungen. Eine weiterführende Differenzierung hinsichtlich unterschiedlicher Angsterkrankungen und der Ausprägung der Adipositas ist jedoch noch ausstehend.

12.2 Verhaltenstherapie in den aktuellen Leitlinien

Die Verhaltenstherapie stellt neben der Ernährungs- und Bewegungstherapie mittlerweile eine dritte wichtige Säule zur Behandlung der Adipositas dar. Verhaltenstherapeutisch orientierte Einzel- oder Gruppentherapien sollten gemäß der einleitenden Empfehlung in der deutschen S3-Leitlinie im Rahmen eines Gewichtsreduktionsprogramms vorhanden sein. Eine explizite Empfehlung findet sich hierzu auch in der Scottish Intercollegiate Guidelines Network (SIGN)-Leitlinie. Die Wirksamkeit sowohl von Verhaltenstherapie als Monotherapie als auch in Kombination mit einer Änderung des Ernährungs- und Bewegungsverhaltens wurde belegt. Intensivere Verhaltensprogramme scheinen zudem einen erfolgreicheren Gewichtsverlust zu bewirken als weniger intensive Programme. Für eine klare Empfehlung zu einem ausschließlichen Einzel- oder Gruppensetting fehlen bislang ausreichende Evidenzen. In den Leitlinien wird daher empfohlen, individuelle Aspekte zur Entscheidung für ein Setting zu berücksichtigen. Darüber hinaus sollte auch die Entscheidung über die eingesetzten Diagnostik- und Therapieinhalte individuell an die Bedürfnisse der Personen mit Adipositas angepasst werden. Diese Empfehung fußt auf der klinischen Expertenmeinung und fordert, folgende Gesichtspunkte in der Diagnostik zu beachten: 1. eine ausführliche Anamnese hinsichtlich des Gewichtsverlaufes und der Erfahrungen mit vorangegangenen Gewichtsreduktionsversuchen, dem Selbstwert und der Stigmatisierung; 2. die Evaluation der Motivation zur Veränderung; 3. die Erhebung der sozialen Situation einschließlich Partnerschaft und Familie, Freundeskreis und Freizeit sowie Arbeitsplatz; 4. die Einschätzung der Rolle und Funktion der Nahrungszufuhr in Bezug auf Frustessen, Belohnung, Entspannung und/oder soziale Aspekte. Die wesentlichen diagnostischen Kategorien, die bei der Diagnostik und Therapie von Menschen mit Adipositas vom Psychotherapeuten berücksichtigt werden sollten, stellen somit die bis hierher vorgestellten Essstörungspathologien bzw. psychische Komorbiditäten und psychosozialen Faktoren dar.

12.2.1 Verhaltenstherapeutische Elemente

In den Leitlinien wird nach höchstem Empfehlungsgrad gefordert, dass unterschiedliche Elemente von verhaltenstherapeutischen Strategien und Interventionen bei der Behandlung von Adipositas und Übergewicht Anwendung finden sollen. Diese sollten individuell ausgewählt und dem jeweiligen Kontext angepasst angewandt werden. Gemeinsam betrachtet besitzen diese Elemente eine evidenzbasierte Wirksamkeit. Die Intensität verhaltenstherapeutischer Interventionen sollte individuell an die Bedürfnisse der Betroffenen angepasst werden und kann von ausschließlicher Selbstbeobachtung bis hin zu intensiver Psychotherapie reichen. Die Entscheidung, wann ein ärztlicher oder psychologischer Psychotherapeut hinzugezogen werden sollte, empfiehlt sich, im Einzelfall zu treffen. Bei einem Gruppenprogramm sollte dieser jedoch zumindest beteiligt sein (Teufel 2015). Empfohlene Strategien und Interventionen werden im Folgenden wiedergegeben.

Selbstbeobachtung von Verhalten und Fortschritt

Selbstbeobachtungsstrategien können beispielsweise in Form von Gewichtsverläufen oder Ernährungstagebüchern für Betroffene eine regelmäßige Kontrolle über das eigene Gewicht geben, über Größe von Mahlzeiten und Esstrukturen oder über den Anteil von Aktivitäten und Bewegung Aufschluss geben und bei der Identifikation von bedingenden und aufrechterhaltenden Faktoren der Adipositas bzw. des Übergewichts helfen (▶ Tab. 12.1, Ernährungstagebuch). Die Wahrnehmung positiver Veränderungen kann eine Verstärkung erwünschten Verhaltens bewirken.

Einübung eines flexibel kontrollierten Ess- und Bewegungsverhaltens:

Bei Menschen mit Adipositas oder Übergewicht spielen Gefühle von Hunger und Sättigung meist eine untergeordnete Rolle und werden durch ein stark kognitiv gesteuertes Essverhalten verdrängt. Im Falle des gezügelten Essverhaltens sind zudem Diätgrenzen charakteristisch, die rigide und starr definierte Kalorienvorgaben beinhalten. Zum kompletten Zusammenbruch dieser kognitiven Beherrschung (disinhibition of control) kommt es häufig abrupt bei äußeren Störungen wie Stress oder außerplanmäßigen Mahlzeiten. Im Gegenzug kann eine Gegenregulation (counterregulation oder »Deichbruchphänomen«) beobachtet werden, bei der nach Abfall aller internen Kontrollen nach einem »Alles oder Nichts«-Prinzip große Mengen an Nahrungsmitteln verzehrt werden. Dieser Wechsel von rigiden kognitiven Diätvorschriften und alternierenden Phasen von Kontrollverlust mit übermäßiger Kalorienzufuhr begünstigt die Entstehung von Übergewicht bzw. Adipositas beträchtlich und ist ein Charakteristikum der Binge-Eating-Störung. Eine flexibel gestaltete Kontrolle des Essverhaltens, wenn sie als Langzeitstrategie verfolgt wird, ermöglicht den Betroffenen mit der Vielzahl und Vielfalt der Lebensmittel genussvoll umgehen zu können, ohne zwangsläufig in eine Gegenregulation zu geraten. Die Flexibilität bezieht sich sowohl auf die Menge und die Art der zu verzehrenden Lebensmittel als auch auf den entsprechenden zeitlichen Rahmen. Dementsprechend kann eine anpassungsfähige Kontrolle auch als eine Verhaltensstrategie zur Vermeidung der Gegenregulation definiert werden.

Stimuluskontrolle

Die unterschiedlichen Strategien zum Umgang mit Nahrungsmitteln beinhalten beispielsweise feste Essenszeiten, die Empfehlung, im satten Zustand Einkäufe zu erledigen, umgrenzte Nahrungsmittelvorräte aufzubewahren oder die Vermeidung von Ablenkung (Fernseher, Computer, Zeitung etc.) beim Essen.

Kognitive Umstrukturierung (Modifizierung dysfunktionaler Gedankenmuster)

Das Ziel der kognitiven Umstrukturierung ist die Annahme funktionaler Gedankenmuster, um darauf aufbauend eine Behandlung der Adipositas mit weiteren Modulen zu ermöglichen. Dysfunktionale Muster umfassen zumeist Vorstellungen

Tab. 12.1: Ernährungsprotokoll eines Patienten mit Binge-Eating-Störung. Durch Auswertung des Protokolls können Zusammenhänge zwischen Essverhalten, Emotionen und Begleitsituationen erarbeitet werden.

Ernährungsprotokoll von						Datum:
Uhrzeit	Situation	Hunger (1-10)	Vorangehende Stimmung, Gedanken	Nahrungsmittel (Art und Menge)	Getränke (Art und Menge)	Erlebter Kontrollverlust (1-10)	Nachfolgende Reaktion, Gedanken, Gefühle
6:45	Frühstück, nach dem Duschen	1	Müde, eigentlich noch keinen Hunger Soll ich überhaupt frühstücken oder nur einen Kaffee?	½ Brötchen, fettreduzierter Frischkäse	1 großer Becher Kaffee, etwas Milch	1	Gestern habe ich eigentlich ziemlich viel gegessen. Es wäre gut sich heute zurückzuhalten.
09:30	In der Teeküche (Büro)	3	Langsam hungrig, Appetit auf ein 2. Frühstück. Arbeit türmt sich auf dem Schreibtisch.	1 grüner Apfel	1 Glas Apfelschorle (1 Apfelsaft : 2 Wasser)	3	Einen Apfel kann ich jetzt schon essen. Eigentlich hätte ich viel mehr Lust auf einen Müsliriegel oder Keks.
12:30	Mittagessen in der Personalkantine	8	Mittlerweile wirklich Hunger. Schlechtes Gewissen, wegen des vielen Essens gestern.	2 große Buletten mit Pellkartoffelsalat (mit Mayo), 1 Schälchen Grießbrei mit Himbeersirup 1 Doppelriegel Milky Way	1 Glas Mineralwasser	7	Ich hätte gern noch mehr gegessen, aber ich muss mich zurückhalten. Ich ärgere mich, dass ich beide Milky Way-Riegel auf dem Weg zurück gegessen habe.

Tab. 12.1: Ernährungsprotokoll eines Patienten mit Binge-Eating-Störung. Durch Auswertung des Protokolls können Zusammenhänge zwischen Essverhalten, Emotionen und Begleitsituationen erarbeitet werden. – Fortsetzung

Ernährungsprotokoll von   **Datum:**

Uhrzeit	Situation	Hunger (1-10)	Vorangehende Stimmung, Gedanken	Nahrungsmittel (Art und Menge)	Getränke (Art und Menge)	Erlebter Kontroll-verlust (1-10)	Nachfolgende Reaktion, Gedanken, Gefühle
19:00 – 22:30	Zuhause, TV schauen auf dem Sofa	10	Großer Hunger. Frust! Ein Kollege hat mich beim Chef angeschwärzt. Frechheit! Dabei arbeite ich schon so viel!	Insgesamt 3 Teller Grünkohl mit Mettenden, Schweinebauch und Bratkartoffeln 7 Kugeln Schokoeis ½ Tüte Erdnussflips 1 Tüte Gummibärchen 5 Duplo	1 Liter Sprite 3 Gläser Mineralwasser	10	Noch mehr Frust als vorher! Scham, Ekel vor mir selbst. Wenn mich so jemand gesehen hätte… Jetzt habe ich mich doch nicht mehr beherrschen können.

133

in Bezug auf Genese und Aufrechterhaltung der Adipositas bzw. des Übergewichtes, die das Körperbild- und Selbstwirksamkeitserleben, die Wahrnehmung
durch Mitmenschen, Bewertungen und Werte, aber auch unrealistische Therapie-
ziele umfassen. Insbesondere durch die Auswertung von Selbstbeobachtungs-
schriften oder Interviews können diese identifiziert werden.

Zielvereinbarungen

Nicht selten stimmen die Ziele von Patienten und Behandlern nicht überein. Daher
werden unrealistische Ziele herausgearbeitet und gegen realistische Ziele ersetzt.
Diese werden nach Möglichkeit präzisiert. Unrealistische Ziele betreffen häufig
Bestrebungen bezüglich des Gewichts, aber auch das Ausmaß an körperlicher und
psychischer Gesundheit oder die soziale Fortentwicklung.

Problem-/Konfliktlösetraining

Es wird der individuelle Umgang mit Schwierigkeiten und Herausforderungen
überprüft. Bei Bedarf wird die Entwicklung alternativer Strategien versucht, die das
defizitäre Erleben verringern.

Soziales Kompetenztraining, Selbstbehauptungstraining

Als häufiger aufrechterhaltender Faktor für Adipositas können interaktionelle
Konflikte und soziale Probleme gelten. Interaktionen werden beim Üben individuell
problematisch erlebter Situationen reflektiert sowie Handlungsalternativen erarbeitet und erprobt.

Verstärkerstrategien

Erfolgserlebnisse bzw. das Ausbleiben von Fehlschlägen ist zentraler Bestandteil
aller Interventionen. Insbesondere wird der zumeist dysfunktional eingesetzte
Verstärker des Nahrungsmittels durch Alternativen ausgetauscht. Diese können
positives Feedback, erfolgreiche Gewichtsabnahme, Sozialkontakte oder die Wie-
deraufnahme von Hobbys sein.

Rückfallprävention

Der Umgang mit Rückschritten sollte in der Abschlussphase eines Therapiepro-
gramms thematisiert werden, um Katastrophisierung entgegenzuwirken. Fort-
während Achtsamkeit und das Aufrechterhalten des notwendigen Verhaltens, um
die erreichte Gewichtsreduktion zu bewahren, stellen wichtige Punkte dar. Programme zur langfristigen Gewichtsstabilisierung können eine Möglichkeit zur
Rückfallprophylaxe sein.

Soziale Unterstützung

Die Effektivität der verhaltenstherapeutischen Maßnahmen ist nachgewiesenermaßen höher, wenn die Unterstützung durch das soziale Umfeld gegeben ist. Dabei nimmt die Unterstützung durch die Partner der Betroffenen eine besondere Bedeutung ein.

12.2.2 Gewichtsmanagement-Phasen

Jedes Gewichtsmanagementprogramm sollte zwei Phasen umfassen. In der ersten Phase sollte die Gewichtsreduktion im Vordergrund stehen. Die zweite Phase schließt mit einem Gewichtsstabilierungsprogramm an. Diese zweite Phase sollte ebenso Komponenten von Ernährungs-, Bewegungs- und Verhaltenstherapie umfassen. Darüber hinaus ist die Motivation der Betroffenen ein entscheidender Aspekt, der berücksichtigt werden sollte. Zur Unterstützung der Gewichtsstabilisierung sind langfristige Behandlungsangebote indiziert, die verhaltenstherapeutische Angebote beinhalten. Entsprechend den Angaben in der Leitlinie sind mit der andauernden Gewichtserhaltung Faktoren wie die Reduktion emotionalen und gezügelten Essverhaltens sowie dichotomer Denkmuster, das Vorhandensein von Selbstwirksamkeit und Problemlösefertigkeiten und ein geringeres Ausmaß von Depressivität und Körperbildstörung assoziiert.

12.3 Folgerungen für künftige Forschungsschwerpunkte zur Verhaltenstherapie

Obwohl die Verhaltenstherapie bereits zu den am ausführlichsten untersuchten psychotherapeutischen Maßnahmen in der Behandlung und Prävention der Adipositas und des Übergewichtes zählt, finden sich noch einige weitere Aspekte, die einer genaueren Analyse und wissenschaftlicher Beurteilung bedürfen.

12.3.1 Terminologiekongruenz

Die uneinheitliche bzw. nicht klar differenzierte Begriffsbestimmung, wie sie auch in der Leitlinie beschrieben wird, ist eine zentrale Problematik in der Bearbeitung von Fragestellungen zur Verhaltenstherapieforschung bei Adipositas. Demzufolge sollte in der zukünftigen Bearbeitung des Forschungsgebietes der Verhaltenstherapie im Bereich der Adipositasbehandlung zwingend eine einheitliche Terminologie verwendet werden.

12.3.2 Evidenzen für Diagnostik, Therapie und Setting

Die Indikation für eine Behandlung im Einzel- oder Gruppensetting, die Festlegung der optimalen Therapiedosis oder auch die effektivste Kombination von Strategien und Methoden zur Adipositastherapie sind bisher nach individueller Einschätzung der Behandler zu treffen. Auch definierte Ein- oder Ausschlusskriterien für bestimmte Programme oder Patientenpfade sind bisher noch nicht festgelegt, sind jedoch zur weiteren Ausarbeitung von Therapieprogrammen dringend erforderlich. Ergänzend hierzu besteht Forschungsbedarf zur Identifikation von Wirkfaktoren verhaltenstherapeutischer Interventionen. In der Leitlinie werden Evidenzen benannt, die Behandlungen durch die gleichen Therapeuten als wirksamer beschreiben als Therapien durch wechselnde Therapeuten. Diese Ergebnisse deuten auf den Wirkfaktor von Beziehungen bzw. Bindungen hin, hinsichtlich dessen es weiterer Differenzierung und Spezifizierung bedarf.

Gemäß der steigenden Zahlen bariatrischer Operationen steigt auch der Bedarf an vorausgehender psychosozialer Einschätzung und Diagnostik. Bisher fehlen auch ausreichende Prädiktoren für die differenzierte Einschätzung postoperativer Komplikationen mit psychischer Genese, sodass die Indikation für zielführende Interventionen zur Vorbereitung und Nachsorge bisher unzureichend gestellt werden kann. Nicht nur auf dem Gebiet der chirurgischen, sondern auch der konservativen Gewichtsreduktionsmaßnahmen fehlt es bisher an ausreichender Evidenz zur Auswahl und Kombination sowie zu Dosis und Dauer der zur Verfügung stehenden Interventionen. Es besteht ebenfalls die Notwendigkeit weiterer Evidenzbasierung für die Anwendung kognitiv-verhaltenstherapeutischer Maßnahmen als wirksame Unterstützung der Gewichtsstabilisierung (▶ Abb. 12.1). Es wird damit deutlich,

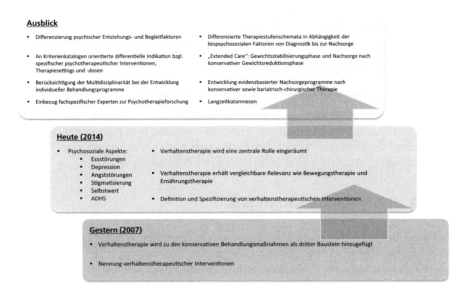

Abb. 12.1: Verhaltenstherapie in den Leitlinien zur Therapie der Adipositas – gestern, heute und in Zukunft. Quelle: Eigene Darstellung.

dass es in Zukunft noch wichtige Fragestellungen und Hypothesen zu klären gilt, um für die Behandlung von Menschen mit Adipositas evidenzbasierte, individualisierte Therapieprogramme vorhalten zu können. Aufgrund der Komplexität von Genese und Aufrechterhaltung ist es notwendig, dass sich insbesondere spezialisierte Zentren und interdisziplinäre Forscherverbünde dieser Themengebiete annehmen.

Im vorliegenden Beitrag wurde der Inhalt der Leitlinie in Bezug auf die psychische Aspekten der Adipositas und verhaltenstherapeutischen Interventionen wiedergegeben. Es können an dieser Stelle nicht alle Quellenangaben der Leitlinie wiederholt werden. Die verwendete Literatur findet sich im entsprechenden Quellenteil der Leitlinie, auf den daher verwiesen wird.

Leitlinien

American Medical Association (AMA) (2013) Report 4 of the Council on Scientific Affairs (A-05). Recommendations for Physician and Community Collaboration on the Management of Obesity. Resolution 421, A-04. Available from: http://www.ama-assn.org/resources/¬doc/csaph/a05csa4-fulltext.pdf

Hauner H, Berg A, Bischoff SC, Colombo-Benkmann M, Ellrott T, Heintze C, Kanthak U, Kunze D, Stephan N, Teufel M, Wabitsch M, Wirth A (2014) Federführende Gesellschaft: Deutsche Adipositas Gesellschaft. Interdisziplinäre Leitlinie der Qualität S3 zur »Prävention und Therapie der Adipositas«. 2. Auflage (1. Aktualisierung, 2011-2013). http://¬www.awmf.org/leitlinien/detail/ll/050-001.html

National Institute for Health and Clinical Excellence (NICE) (2006) Obesity: the prevention, identification, assessment and management of overweight and obesity in adults and children. Available from: http://www.nice.org.uk/nicemedia/live/11000/30365/30365.pdf

Scottish Intercollegiate Guidelines Network (SIGN) (2010) Management of Obesity. A national clinical guideline. (SIGN Publications; 115). Edinburgh: SIGN Available from: http://www.sign.ac.uk/pdf/sign115.pdf.

Literatur

American Psychiatric Association (2013) Diagnostic and statistical manual of mental disorders: DSM-5. Washington, D.C: American Psychiatric Association.

Mensink GBM, Schienkewitz A, Haftenberger M, Lampert T, Ziese T, Scheidt-Nave C (2013) Übergewicht und Adipositas in Deutschland - Ergebnisse der Studie zur Gesundheit Erwachsener in Deutschland (DEGS1). Bundesgesundheitsbl 56:786-794.

Stamm H, Fischer A, Wiegand D, Lamprecht M (2014) Monitoring Ernährung und Bewegung. Indikatorensammlung zum NPEB 2008-2012. Stand August 2014. Bern: Bundesamt für Gesundheit.

Teufel M, Becker S, Rieber N, Stephan K, Zipfel S (2011) Psychotherapie und Adipositas: Strategien, Herausforderungen und Möglichkeiten. Nervenarzt Sep;82(9):1133-9. doi: 10.1007/s00115-010-3230-2.

Teufel M (2015) Aktualisierung der nationalen S3-Leitlinie zur Prävention und Therapie der Adipositas. Rolle der Verhaltenstherapie. Psychotherapeut 60:64–66.

13 Übergewicht: Wille oder Schicksal? Motivationsarbeit mit dem RELAZ-System

Erika Toman

Einführung

Die konservative Behandlung des Übergewichts zeigt meist wenig befriedigende Langzeit-Resultate. Die vorhandenen Untersuchungen weisen übereinstimmend nach, dass es nur 10 bis 20 % der Betroffenen gelingt, ihr Gewicht um 5 bis 10 % zu reduzieren und diese Gewichtsabnahme länger als zwei Jahre zu halten (Ara et al. 2012; Wirth et al. 2014; Anderson et al. 2001). Lange Zeit haben sowohl Fachleute als auch die Betroffenen die Gründe für das Misslingen der Behandlung beim mangelnden Willen und mangelnder Motivation der Betroffenen selber vermutet. Die Behandlung der Adipositas beginnt klassischerweise mit der Empfehlung, ein neues Ernährungs- und Bewegungsprogramm zu befolgen. Dieses Programm wird dem Abnahmewilligen mit der Aufforderung übergeben, es umzusetzen (Hainer et al. 2008; Blüher et al. 2015). Mangelnde Motivation wird dann beim Misslingen als Erklärung verwendet. Diese eher undifferenzierte Auffassung wurde modifiziert. Heute wissen wir, dass es nicht einfach ein schwacher Wille oder mangelnde Motivation sind, die Langzeiterfolge verhindern. Es ist das komplexe Zusammenspiel von Gewohnheit, Physiologie, Genetik, Psychologie und Soziologie, das den »Abnahmewilligen« das Umsetzen ihrer Vorsätze erschwert oder verunmöglicht.

Trotz dieser Erkenntnis wird das Erleben der Betroffenen oft weiterhin geprägt durch das Gefühl des persönlichen Versagens und der eigenen »Schuld«. Der zentrale Widerspruch zwischen bewusstem Wollen und Wünschen und gezeigtem Verhalten kann emotional nur schwer nachvollzogen werden. Der Wille sagt »Ich will abnehmen, mehr als alles andere auf der Welt«, das Verhalten zeigt »Ich esse unkontrolliert, chaotisch, unvernünftig«. Faktoren, die sich dem bewussten Wollen und Streben entgegensetzen, dominieren häufig.

13.1 Neuer Ansatz RELAZ

Auf diesen Erfahrungen basierend wurde ein System entwickelt, das die echte ganzheitliche Motivation zur Gewichtsreduktion berücksichtigt und stärkt: das RELAZ-System. Phasen, Dauer und Ziele der Behandlung wurden dabei neu definiert. In Anlehnung an das Motivationsmodell von Prohaska und Velicer (Prochaska 1997) werden die notwendigen Verhaltensänderungen in fünf Schritte unterteilt.

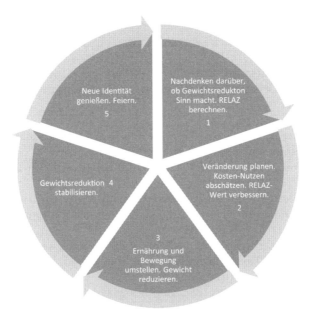

Die Abbildung zeigt einen Kreis, der in fünf Segmente unterteilt ist:

- 1: Nachdenken darüber, ob Gewichtsredukton Sinn macht. RELAZ berechnen.
- 2: Veränderung planen. Kosten-Nutzen abschätzen. RELAZ-Wert verbessern.
- 3: Ernährung und Bewegung umstellen. Gewicht reduzieren.
- 4: Gewichtsreduktion stabilisieren.
- 5: Neue Identität genießen. Feiern.

Abb. 13.1: Notwendige Verhaltensänderungen
Quelle: Toman (2014).

Bereits das Nachdenken über die eigene Situation und das Abwägen des Kosten-Nutzen-Verhältnisses im Fall einer Gewichtsreduktion gehört zur Behandlung, nicht nur das Abnehmen als solches. Den Abschluss der Behandlung stellt die Phase des sich Anfreundens mit der eigenen körperlichen Identität dar.

Bei der Arbeit mit dem RELAZ-System werden der Behandlungsbeginn und die Behandlungsdauer umdefiniert. Sie beginnen viel früher, umfassen weitere Phasen und dauern länger. Dies geschieht entgegen der Tendenz der meisten Betroffen und vieler, oft wenig spezialisierter Fachleute, die Gewichtsabnahme schnell, sozusagen von heute auf morgen, in Angriff zu nehmen, ohne zu planen und ohne diesem Unterfangen eine vernünftige Kosten-Nutzen-Rechnung voran zu stellen.

Ziele

Im RELAZ-System wird der Definition des individuellen Ziels beim Planen große Aufmerksamkeit geschenkt. Dieses wird der Persönlichkeit und dem somatischen Zustand der Betroffenen angepasst. Nicht immer ist Gewichtsreduktion als solche das richtige Ziel. Oft sind andere Ziele wichtiger und näher mit der echten Motivation der Betroffenen verbunden. Wie groß die Gewichtsreduktion sein muss, um die individuell definierten Ziele zu erreichen, ist verschieden. Die Ziele der Betroffenen werden hinsichtlich folgender *Dimensionen* untersucht:

- Steigerung der somatischen Gesundheit
- Steigerung des psychischen Befindens
- Verbesserung der psycho-sozialen Situation
- Verbesserung der gesamten Lebensqualität

Je nach den Prioritäten der Betroffenen werden verschiedene *Kompetenzen* gestärkt, bevor die Gewichtsreduktion als solche angegangen werden kann, so die Verbesserung der

- Beziehung der Betroffenen zu ihren Angehörigen, Freunden und Partnern
- Kommunikation und Reduktion der inneren Einsamkeit
- Emanzipation vom krankmachenden Druck der Gesellschaft bezüglich Idealgewicht
- Wiedererlernen der individuellen Wahrnehmung echter, eigener Bedürfnisse
- Abgrenzungsfähigkeit gegen Manipulation durch Nahrungsindustrie und Massenmedien
- Ausdehnen der seelischen Innenwelt mit stabilem Selbstwertgefühl, ein praller Kern der Persönlichkeit und eine weniger »aufgeblasenene« körperliche Hülle

Die Fachleute sollten bei der Beratung bezüglich des optimalen individuellen Zielgewichts insbesondere folgende vier Faktoren kennen und berücksichtigen:

- Das Adipositas-Paradox (Wang 2014; Clark et al. 2014)
- Altersangepasster BMI (Toman 2014)
- Schädlichkeit von Gewichtsschwankungen (Poobalan et al. 2007; Williamson et al. 1999; Rzehak et al. 2007; Strohacker et al. 2009)
- Gefahr erlernter Hilflosigkeit (Seligman 1975) bei wiederholten Misserfolgen

Oft kann das Ziel, die »Fitness zu steigern«, wesentlich mehr zur Verbesserung der individuellen psychosomatischen Gesundheit beitragen als die Gewichtsreduktion selber.

13.2 Das RELAZ-System

Das Nachdenken über die eigene Motivation und das Festlegen des gewünschten und sinnvollen Zielgewichts bildet den ersten Schritt im RELAZ-System. Das System als Ganzes stellt ein differenziertes Planungs- und Behandlungsinstrument zur Gewichtsabnahme dar und zeigt auf, wie Betroffene Ressourcen aufbauen und Lasten reduzieren können. *RELAZ* setzt sich zusammen aus *RE* für Ressourcen,

LA für Lasten und *Z* für Zielen. Mit dem RELAZ-Score kann auf der Basis einer umfassenden individuellen Diagnostik und einer darauf aufbauenden Berechnung im Vorfeld der Gewichtsabnahme realistisch abgeschätzt werden, wie groß die Chancen sind, die eigenen Ziele zu erreichen. RELAZ ermöglicht den Betroffenen und ihren Beratern, sich in der Vielfalt der wichtigen Einflussfaktoren zu orientieren und die Planung individuell zu gestalten. Die psychische Entwicklung wird durch RELAZ ebenfalls gezielt angeregt. Das geschieht aus der Erfahrung heraus, dass die Pfunde leichter schmelzen, wenn sich die Innenwelt erweitert.

Die Innenwelt wächst, wenn das Verständnis für die eigenen Beweggründe zum Abnehmen und die psychischen Wirkmechanismen, die das Verhalten und Empfinden steuern, zunimmt und Fühlen, Denken und Imagination Raum erhalten. Das Arbeiten mit mentalen Kräften, Phantasie und Imagination ist beim RELAZ ebenso zentral wie der Einsatz von Vernunft und von Wissen über die Eigendynamik des Körpers und über psychologische Wirkmechanismen.

Die mentale Arbeit im Vorfeld der Gewichtsabnahme stärkt die Betroffenen und baut den inneren Widerstand ab. Sie schützt vor vorschnellen Entscheidungen und überstürztem Vorgehen, vor Enttäuschungen und sinnlos verpuffter Energie. Denn nichts ist frustrierender, als in der Mitte eines Weges trotz geleisteter Arbeit unverrichteter Dinge aufgeben und umkehren zu müssen. Eine Gewichtsabnahme »kostet« immer etwas. Sie ist stets (mehr oder weniger) anstrengend! Denn seine Ernährungs- und Bewegungsgewohnheiten langfristig zu ändern, bedeutet für den Betroffenen auch Änderungen von Gewohnheiten, die zu seiner Identität gehören.

Die Hauptgedanken und Wirkfaktoren des RELAZ-Systems werden in dieser Publikation kurz zusammengefasst. Das System wurde von der Autorin entwickelt und an über 100 Probanden getestet. Ausführlicher beschrieben werden das System und die operationalisierten Items der Hauptkriterien Ressourcen, Lasten und Ziele wie auch die RELAZ-Berechnung in »Mehr ich, weniger Waage« (Toman 2014).

Ressourcen, Lasten, Ziele im RELAZ

Als Ressourcen gelten: Zeit, Geld, unterstützende Beziehungen, körperliche Gesundheit, seelische Fitness.

Als Lasten gelten: Aktueller BMI, Dauer des Übergewichts, genetische Disposition, Lebensalter, Anzahl Diäten in der Vorgeschichte, emotionale Überlagerung des Essverhaltens, psychiatrische Erkrankungen.

Beim Ziel wird, ausgehend vom Ausgangsgewicht, das erwünschte Zielgewicht berechnet. Bei der Angabe des Prozentsatzes der geplanten Gewichtsreduktion geht das RELAZ-System vom Realgewicht (RW) aus, im Gegensatz zum »Excess Weight« (EW), das als Referenzwert im Rahmen der bariatrischen Adipositas-Therapie zur Ziel- und Outcome-Definition verwendet wird. Ein Beispiel: Bei einem Ausgangsgewicht von 120 kg, einer Abnahme von 18 kg und einer Körpergröße von 1,80 m wird im Kontext konservativer Therapie die Gewichtsreduktion mit 15 % (RW), im Kontext der bariatrischen Chirurgie die gleiche Reduktion mit 45 % (des EW) angegeben.

Ressourcen

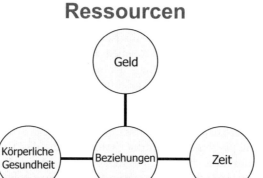

Abb. 13.2: Ressorcen-Stern
Quelle: Toman (2014)

Lasten

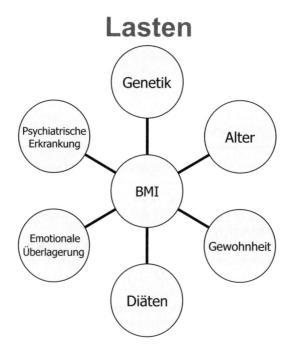

Abb. 13.3: Lasten-Kristall
Quelle: Toman (2014)

Berechnung des RELAZ-Werts

Der individuelle RELAZ-Wert wird berechnet, indem vom Ressourcen-Wert der Lasten-Wert und der Ziel-Wert subtrahiert wird: $RELAZ = RE - LA - Z$

Der RELAZ-Wert kann einen positiven (+), einen neutralen (0) oder einen negativen (−) Wert annehmen.

Fällt der RELAZ-Wert positiv aus, so kann die Phase drei beginnen und die Gewichtsabnahme in Angriff genommen werden. Fällt der RELAZ-Wert negativ aus, wird der Vorbereitungsphase noch mehr Zeit und Aufmerksamkeit gewidmet werden. Ressourcen, Lasten, Ziele müssen soweit verändert werden, dass ein neutraler oder besser positiver RELAZ-Wert entsteht.

Bei den Lasten können zum Zeitpunkt der Vorbereitung weder der aktuelle BMI, noch die Dauer des Übergewichtes, die genetische Disposition, das Lebensalter oder die Anzahl Diäten in der Vorgeschichte verändert werden. Hingegen kann und muss in dieser Phase an der emotionalen Überlagerung des Essverhaltens und an den psychiatrischen Erkrankungen gearbeitet werden.

Auf der Seite der Ressourcen gibt es viele Möglichkeiten der Einflussnahme. Oft wird in der Vorbereitungsphase an der Verbesserung der zeitlichen Ressourcen, der unterstützenden Beziehungen, dem Aufbau körperlicher Gesundheit und der seelischen Fitness gearbeitet.

Als Letztes werden die individuellen Ziele den realen Möglichkeiten angepasst. Dies ist ein zentraler Punkt, um die Wahrscheinlichkeit eines Erfolgs zu erhöhen und nicht durch eingebaute Frustrationen wegen unrealistischen Zielsetzungen bereits im Vorfeld zu verunmöglichen.

Es gibt drei Situationen, in denen trotz eines positiven oder neutralen RELAZ-Werts mit der Gewichtsreduktions-Phase zugewartet wird und andere Maßnahmen empfohlen werden.

1. Es bestehen emotionale Überlagerungen und/oder psychiatrische Erkrankungen.
2. Bereits früher wurde mit den gleichen Lasten, Ressourcen und Zielen erfolglos versucht, das Gewicht dauerhaft zu reduzieren.
3. Der BMI liegt über 40 kg/m^2 und das Ziel ist Gewichtsabnahme auf das Normalgewicht.

Nach Abschluss der Vorbereitungsphase, wenn also der RELAZ-Wert neutral oder positiv ist und keine der drei Ausnahmen zutreffen, kommt es zur Handlungsphase. Zu dieser Phase gehören das Abnehmen und das Stabilisieren.

Abnehmen

Hier werden Empfehlungen zur Ernährung und Bewegungsumstellung gegeben. Die Betroffenen sollen sich an klaren Empfehlungen orientieren und diese verlässlich umsetzen. Die chemische Zusammensetzung der Nahrung wird ebenso berücksichtigt, wie das Essverhalten, der Umgang mit Stimmungen und die Motivation und Lust zur Bewegung. Nachfolgend finden sich Stichworte zu den Empfehlungen, die in Toman (2014) weiter ausgeführt werden.

Ernährung

1. Beachten Sie Ihren täglichen Kalorienbedarf.
2. Reduzieren Sie die Kalorienzufuhr maximal um 600 kcal täglich.
3. Zählen Sie die Kalorien in den ersten paar Wochen, seien Sie aber nicht zu genau.
4. Essen Sie rhythmisch.
5. Essen Sie ausgewogen.
6. Achten Sie darauf, Nahrung mit einer tiefen Kaloriendichte zu sich zu nehmen.
7. Genug Volumen.
8. Genug Trinken.
9. Machen Sie Pausen zwischen den Mahlzeiten.
10. Sättigung braucht Zeit.
11. Essen Sie aus Hunger und nicht aus Frust.
12. Identifizieren Sie Ihre persönlichen Anzeichen für Hunger.
13. Essen Sie im Sitzen und in Ruhe.
14. Es gibt keine schlechten Nahrungsmittel.

Bewegung

1. Ohne Bewegung geht es nicht.
2. Bewegung heißt Leben.
3. Wie viel Bewegung brauchen Sie?
4. Ein paar Worte zu NEAT (Non-Exercise Activity Thermogenesis).
5. Sie bewegen sich nicht, um Kalorien zu verbrennen.
6. Bewegung wirkt antidepressiv.
7. Finden Sie Sportarten und Freizeitaktivitäten, die zu Ihnen passen.

Mentale Aktivität

Zur mentalen Arbeit gehört das Denken, Imaginieren und Vor-Fühlen. Die mentale Arbeit bereitet den Weg für neue Gewohnheiten vor. Neue synaptische Verbindungen (Verbindungen zwischen einzelnen Nerven) entstehen dadurch im Gehirn. Diese werden zum stabilen Erlernen neuer Gewohnheiten benötigt.

1. Bereiten Sie jeden Tag kurz vor.
2. Fixe Zeiten für Vorbereitungen.
3. Plan aufschreiben: Was, wann, wie und mit wem wollen Sie essen?
4. Planen Sie nur, wenn Sie satt sind.
5. Planen Sie nicht zu lange.

6. Seien Sie zurückhaltend mit Kochbüchern und Kochrezepten.
7. Arbeiten Sie mit Imagination.
8. Nehmen Sie Tagesschwankungen ernst und berücksichtigen Sie sie beim Planen.
9. Kleine Veränderungen stetig sind besser als große einmalig.
10. Nehmen Sie Ihre Stimmungen vorweg.
11. Planen Sie Helfer ein.

Stabilisieren

Nach erfolgter Gewichtsreduktion wird stabilisert (Schritt 4). Es ist wichtig, dass die Betroffenen ihre Kraft zur Veränderung nicht mit der Phase des Abnehmens erschöpfen. Obwohl die Menschen spontan dazu neigen, ihre Kräfte nur bis zu ihrem Zielgewicht einzuplanen, ist es wichtig, im Vorfeld auch die Stabilisierungsphase mitzudenken. Am Ziel angekommen muss noch genügend Energie vorhanden sein, um die Stabilisierungsphase durchzuhalten. Die Phase der Stabilisierung dauert in der Regel gleich lang wie die Phase der Gewichtsreduktion.

Hier wird erstens das Automatisieren neuer Ernährungs- und Bewegungsgewohnheiten geübt und zweitens das Sich-mit-sich-selber-Anfreunden, das Leben mit dem realen eigenen, aktuellen Körper. Die meisten Menschen mit Gewichtsproblemen kennen das Gefühl »Jetzt ist es gut« nicht. Sie haben seit Jahren oder gar Jahrzehnten mit dem Gedanken gelebt, dass sie abnehmen und sich verändern werden, um danach mit ihrem »richtigen« Leben zu beginnen. »Noch ein paar Kilo, dann …«, war ihre eingeübte Denkweise. »Dann kaufe ich mir neue Kleider, dann fahre ich in die Ferien, dann gehe ich wieder tanzen oder ins Theater«.

Zum Umdenken werden verschiedene Formulierungen angeboten, so zum Beispiel:

»So wie es jetzt ist, ist es gut. Ich lebe mit dem Gewicht, das ich jetzt habe, ich kleide mich mit dem Gewicht, das ich jetzt habe, ich gehe aus mit dem Gewicht, das ich jetzt habe, ich fahre in die Ferien mit dem Gewicht, das ich jetzt habe. Das Gewicht, das ich jetzt habe, gehört jetzt zu mir. Ich will mein Gewicht jetzt nicht verändern, ich will es stabil halten. Ich will so bleiben, wie ich jetzt bin«.

13.3　Fazit

Unsere Untersuchungen wie auch unsere klinische Arbeit mit dem RELAZ-System haben zufriedenstellende Verläufe ergeben. Im Durchschnitt nahmen die Betroffenen 10 bis 20 % an Gewicht ab, zeigten eine Zunahme an Muskelmasse und insbesondere eine deutliche Verbesserung der Lebensqualität.

Literatur

Anderson JW, Konz EC, Frederich RC, Wood CL (2001) Long-term weight-loss maintenance: a meta-analysis of US studies. American Journal of Clinical Nutrition 74:579-584.

Ara R, Blake L, Gray L, Hernández M, Crowther M, Dunkley A, Warren F, Jackson R, Rees A, Stevenson M, Abrams K, Cooper N, Davies M, Khunti K, Sutton A (2012) What is the clinical effectiveness and cost-effectiveness of using drugs in treating obese patients in primary care? A systematic review. Health technology assess 16:1-195.

Blüher M (2015) Conservative obesity treatment - when and how? Deutsche Medizinische Wochenschrift 140:24-28.

Clark AL, Fonarow GC, Horwich TB (2014) Obesity and the obesity paradox in heart failure. Progress in Cardiovascular Diseases 56:409-414.

Hainer V, Toplak H, Mitrakou A (2008) Treatment modalities of obesity: what fits whom? Diabetes Care 31:269-277.

Poobalan AS, Aucott LS, Smith WC, Avenell A, Jung R, Broom J (2007) Long-term weight loss effects on all cause mortality in overweight/obese populations. Obesity Reviews 8:503-513.

Prochaska, JO, Velicer WF (1997). The transtheoretical model of health behavior change. American Journal of Health Promotion 12:38-48.

Rzehak P, Meisinger C, Woelke G, Brasche S, Strube G, Heinrich J (2007) Weight change, weight cycling and mortality in the ERFORT Male Cohort Study. European Journal of Epidemiology 22:665-673.

Seligman MEP (1975) Helplessness: On Depression, Development and Death. W.H. Freeman-Verlag: San Francisco.

Strohacker K, Carpenter KC, McFarlin BK (2009) Consequences of Weight Cycling: An Increase in Disease Risk? International Journal of Exercise Science 2:191.

Toman E (2014) Mehr Ich, weniger Waage. Zytglogge, Oberhofen (2 Aufl.)

Wang TJ (2014) The obesity paradox in heart failure: weighing the evidence. American College of Cardiology Foundation 64:2750-2752.

Williamson DF, Pamuk E, Thun M, Flanders D, Byers T, Heath C (1999) Prospective study of intentional weight loss and mortality in overweight white men aged 40-64 years. American Journal of Epidemiology 149:491-503.

Wirth A, Wabitsch M, Hauner H (2014) The prevention and treatment of obesity. Deutsches Ärzteblatt Internationl 111:708-713.

14 Körpertherapie bei Adipositas: Grundlagen und Fallvignetten

Angela Johann-Gedrat

Die klinische Erfahrung zeigt, dass viele übergewichtige Patientinnen ihren Körper wenig bewusst und achtsam oder mit Abneigung wahrnehmen. Die therapeutische Arbeit mit dem Körper, der im Falle der Adipositas die besondere Projektionsfläche für (psycho-)somatische Probleme darstellt, bietet eine Erweiterung der Behandlungsmöglichkeiten. Die Körperwahrnehmung kann weiter entwickelt, negative Einstellungen korrigiert und eingeschränkte Bewegungsmuster verändert werden. Durch neue körperbezogene Erfahrungen im geschützten therapeutischen Rahmen können Handlungsspielräume erweitert werden. Die Öffnungsbereitschaft in Bezug auf körperbezogene Gedanken und Gefühle wird unterstützt. Ziel ist es, neue Bewegungsmuster in den Alltag zu integrieren.

Im Folgenden werden zunächst die Grundgedanken bestimmter körpertherapeutischer Verfahren (Biosynthese) erläutert, die Spezifika der Adipositas herausgearbeitet und abschließend typische körpertherapeutische Themen Adipöser an ausgewählten klinischen Fallbeispielen dargestellt.

14.1 Über den Körper die Seele erreichen: Körperorientierte Therapie

Die Körperpsychotherapie ist kein einheitliches therapeutisches Verfahren, sondern sie basiert auf unterschiedlichen, meist tiefenpsychologisch fundierten Behandlungsansätzen. Gemeinsame Basis aller Ansätze ist, dass ein seelisches Geschehen immer eine Entsprechung auf körperlicher Ebene hat. Der körperliche Zustand wirkt sich zirkulär wiederum auf den seelischen Zustand aus. Körper, Seele und Geist werden heute von allen Körperpsychotherapieschulen als eine untrennbare Einheit betrachtet, im Gegensatz zu der von Descartes beschriebenen und lange Zeit geltenden Trennung von Körper und Geist (Damasio 2002). Seit vielen Jahren hat sich die Körperpsychotherapie als Körper-, Bewegungs- oder Tanztherapie als eines von mehreren kreativtherapeutischen Verfahren sowohl im ambulanten als auch stationären psychotherapeutischen Setting erfolgreich etabliert. Die Arbeit mit und über den Körper ermöglicht einen nonverbalen Zugang zu Patientinnen. Dissoziative Symptome, Mangel an Körperempfindungen, Bewegungs- und Koordinationsstörungen, Dysregulation des physiologischen Arousals sind Zielgrößen der körperbezogenen Interventionen. Körperpsychotherapie beinhaltet die:

- Diagnostik von Muskulatur, Haltung, Mimik, Gestik, nonverbaler Interaktion, körperliche Gegenübertragung und bezieht folgende Elemente ein (Röhricht 2011)
- Emotionsmobilisierende direkte oder indirekte Körpermanipulationen
- Auf Störungen des Körpererlebens insbesondere auf die Körperwahrnehmung bezogene Interventionen
- Präverbale Kommunikations-/Abwehrmuster
- Affektmotorische Schemata: körperliche Handlungen/motorische Einschätzungen

Körpertherapeutischer Ansatz der Biosynthese

Als Beispiel für ein körpertherapeutisches Verfahren sei die Biosynthese näher erläutert. Die Biosynthese ist eine ganzheitliche Körperpsychotherapie-Methode, die auf der 1934 von Wilhelm Reich begründeten Vegetotherapie basiert. Sie zielt auf die Verbindung dreier Bereiche des Menschseins: Die körperliche Existenz, die psychische Erfahrung und die geistig-spirituelle Essenz – verbunden mit den Prinzipien der Selbstorganisation im Körper (Boadella 2002).

Ziele, Methoden und therapeutische Haltung

Damasio (2002) fasst Ziele, Methoden und therapeutische Haltung wie folgt zusammen: Der Körper speichert alle Erfahrungen, die wir im Laufe unseres Lebens machen, im emotionalen Erfahrungsgedächtnis, welches über ein körperliches Signalsystem aktiviert wird. Dieses Körpergedächtnis ist dem Bewusstsein nicht direkt verfügbar und kann durch körperbezogene Interventionen bewusst gemacht werden. Diese sind erlebniszentriert und ermöglichen neue Erfahrungen im Hier und Jetzt, die gewohnte Muster im Denken, Handeln und Fühlen verändern. Körpererleben bedeutet Selbsterleben und ist entscheidend für die Persönlichkeitsbildung. Eine positive Beziehung zum Körper prägt das seelische und körperliche Wohlbefinden und die Identität. Das bedeutet im Umkehrschluss, wenn wir uns nicht in unserem Körper zuhause fühlen, wissen wir nicht, wer wir sind (Baer 2007). Die Techniken der körpertherapeutischen Interventionen sind je nach Körperpsychotherapiemethode unterschiedlich, beinhalten aber immer Körpererfahrungen durch angeleitete Körperübungen mit spontanem Körperausdruck. Dabei wird die Aufmerksamkeit auf das Wahrnehmen von Körperempfindungen und Emotionen gelenkt. Durch Achtsamkeit kann eine nicht wertende, beobachtende Haltung zum Körpergeschehen eingenommen und seine Bedeutung aus der inneren Distanz erforscht werden. Nonverbale Anzeichen von Stress und emotionaler Störung können reguliert werden. Ziel der körpertherapeutischen Interventionen ist die Verbesserung der Körperwahrnehmung und der körperlichen Befindlichkeit. Wichtig dabei sind die Regulation sowohl des Atemflusses als auch des Muskeltonus und die

Herstellung eines stabilen Bodenkontakts, immer ausgehend von den vorhandenen Ressourcen der Patienten. Die Bewegungs- und somit Handlungsmöglichkeiten sollen erprobt und erweitert werden. Eine wichtige Voraussetzung ist die Bildung einer vertrauensvollen und tragfähigen therapeutischen Beziehung. Aufgabe der Therapeutin ist es, der Patientin zu einem wahrnehmenden und achtsamen Kontakt mit der leiblichen Realität und den Emotionen zu verhelfen.

14.2 Adipositas in der Körpertherapie

Adipöse Patientinnen, die therapeutische Hilfe suchen, haben meist massives Übergewicht. Sie bringen vielfältige Probleme mit. Die Entfremdung vom eigenen Körper kommt häufig vor. Viele Patientinnen hatten traumatische, häufig unverarbeitete Erlebnisse in der Kindheit und Jugend. Hirsch (2010, S.186) beschreibt die innere Dynamik der Patientinnen so: »Es gibt zwei Möglichkeiten: Entweder reicht das Mittel, übermäßig zu essen und übergewichtig zu sein, aus, um Angst und Depression zu unterdrücken, oder es wird zwar angewendet, aber das Ausmaß der bedrohlichen Zustände und Emotionen ist so groß, dass es nicht ausreichend wirkt. Im ersten Fall bleiben Stimmung und Selbstbewusstsein beneidenswert positiv. Den anderen reicht der mächtige Körper nicht, sie leiden trotzdem an Minderwertigkeitsgefühlen, auch unter Scham und Selbstzweifeln – aber sie haben nun die Möglichkeit, für all diese beeinträchtigenden Gefühle die Fettsucht selbst verantwortlich zu machen, Ursache und Wirkung vertauschend.«

Aus der klinischen Erfahrung zeigen sich für adipöse Patientinnen verschiedene Befunde. Meist wird der eigene Körper abgelehnt, er fühlt sich fremd oder leer an. Körperempfindungen und Gefühle werden reduziert wahrgenommen oder mit unangenehmen Erinnerungen verknüpft. Typische Kognitionen sind: »Ich ekele mich vor mir selber, ich bin unförmig, zu schwer, ich halte mich selbst nicht aus«; »In mir ist eine große Leere, die mit Essen gefüllt werden muss«; »Ich hasse mich für mein Versagen und schäme mich dafür«; »Ich fühle mich schuldig und habe kein Selbstwertgefühl, darum muss ich immer so viel essen«. Als negative Empfindungen zählen die Patientinnen Schmerzen, Schweregefühl, Enge, Kurzatmigkeit, Müdigkeit und Muskelverspannungen auf. Die Bewegungs- und somit Handlungsmöglichkeiten sind eingeschränkt. Manche Patientinnen spüren den Körper überhaupt nicht, der Bezug zur eigenen körperlichen Identität ist verloren gegangen. Die Wahrnehmung des Körpers wurde vom Bewusstsein abgespalten.

Das Nährende im Kontakt

Erinnerungen der Patientinnen an ihre Kindheit, die in der Therapie zutage gefördert werden, legen nahe, dass ein wesentlicher Mitverursachungsfaktor der Adipositas in der Sozialisation in Bezug auf das Ernährungsverhalten besteht. Oft hatte in der Primärfamilie im subjektiven Erleben der Betroffenen Essen und der

149

Blick auf den Körper eine besondere Bedeutung (was mit dem von anderen Familienmitglieder Wahrgenommenen nicht übereinstimmen muss). Dies könnte zur Symptomwahl bei ansonsten unspezifischen Konfliktkonstellationen, etwa Selbstwertkonflikten, erheblich beitragen. Eltern oder andere Bezugspersonen hatten (positive oder negative) Vorbildfunktion. Nicht selten erfolgte der Kontakt unter den Familienmitgliedern hauptsächlich nur zu den Mahlzeiten oder das Kind wurde bei Kummer mit Nahrung statt mit adäquater emotionaler Zuwendung getröstet. Dies zeigen die folgenden Bemerkungen der Patientinnen:

»An den Frauen in meiner Familie fällt mir auf, dass alle ein merkwürdiges Essverhalten hatten: Meine Mutter hatte einen Fastentick, ihr Gewicht schwankte ständig, sie war jedoch nie damit zufrieden. Eine meiner Großmütter war schon immer sehr mager. Die andere war sehr übergewichtig, täuschte jedoch vor, kaum etwas zu essen und hatte immer Süßigkeiten für mich im Haus. Ich wog mit 15 Jahren 70 Kilo, mit 25 Jahren 100 Kilo«.

»Meine Mutter sagte, ich war von Anfang an übergroß, übergewichtig und nicht satt zu kriegen. Meine Mutter stutzte mich unförmiges und maßloses Kind zurecht, einige Botschaften von ihr waren: Du hast einen Bauch wie ein Grießknödel, du wirst keinen Mann bekommen und es ist kein Wunder, dass du keine Freunde hast. Eine Diät wäre jedoch deine Rettung.«

»Zu meiner Zeit als Kleinkind fallen meiner Mutter Worte wie störrisch, riesig, lebhaft und gierig ein. Ich war mir aufgrund abfälliger Bemerkungen über meinen Körper schon früh darüber im Klaren, dass ich bzw. mein Körper ziemlich ekelhaft ist«.

»Meine Mutter kontrollierte mich stark und hielt mich dazu an, meine Leistungen mit anderen zu vergleichen. Sie bestimmte auch, was ich anziehen und essen sollte.«

14.3　Themen in der psychotherapeutischen Praxis

Integration von Körperempfindungen

Viele in der Körpertherapie alltägliche Materialien wie Bälle, Sandsäckchen oder Stoffe können bei der Integration von abgespaltenen Körperempfindungen hilfreich sein. Die Körpergrenzen können z. B. mit Hilfe von Igelbällen erfahrbar werden. Ein harter Igelball ist wohltuend bei der Selbstmassage von verspannten Schultermuskeln und ein weicher Softball macht die Beschaffenheit von festen Ellbogen oder Kniegelenken erfahrbar. Was fühlt sich schwer, warm, entspannt an? Wie lässt sich die oberflächliche Haut mit dem darunterliegenden Muskel- und Bindegewebe ertasten? Wie fühlt es sich an, wenn ein mit Körnern gefülltes Sandsäckchen, ein schwerer Stein oder ein Seidentuch auf dem Rücken liegt? Mit Klopfen, Kneten, Streichen oder Klatschen werden unterschiedliche Qualitäten im Selbstkontakt erlebt, können allmählich differenziert werden. Wie weich, leicht, glatt, hart oder rau ist die Körperoberfläche? Was ist angenehm, tut gut, was nicht? Wie kann der Druck reguliert werden? Materialien im therapeutischen Kontext sind einladend und wecken Neugierde, machen durch aktive Handhabung innere Prozesse erfahrbar. Neues kann entdeckt und spielerisch ausprobiert werden (Lichtenberg 2007).

Differenzierung von Körperwahrnehmung und Körperressourcen

In der therapeutischen Praxis geht es um achtsame Wahrnehmung von Körperempfindungen. Die Aufmerksamkeit wird auf verschiedene Körperteile gelenkt und deren Befindlichkeit erforscht, z. B. Spannung-Entspannung, Wärme-Kälte, Größe, Schwere-Leichtigkeit etc. Wie wird die Verbindung zwischen einzelnen Körperteilen, oben und unten, rechts und links wahrgenommen? Was fühlt sich vertraut an, was ist unbekannt? Wie ruhig oder tief fließt der Atem, wie kraftvoll oder sanft ist der Händedruck, wie indirekt oder zielorientiert ist die Bewegung im Raum? Die besondere Aufmerksamkeit richtet sich auf die Erdung, das sogenannte »Grounding«. Wie fest ist der Kontakt der Füße mit dem Grund? Durch Verbesserung der Erdung mit dem Boden ist angemessene Selbstbehauptung und Abgrenzung zur Lebensbewältigung möglich. Das Zentrieren – die Fokussierung auf die Körpermitte – ermöglicht eine physische und emotionale Balance, verbunden mit einer entspannten Atmung und dem positiven Gefühl für die eigene körperliche Heimat. Im Anschauen – sogenanntem »Facing«– geht es um die Fähigkeit, sowohl die eigenen Lebensthemen als auch das Gegenüber wahrzunehmen und präsent zu sein (Boadella 2009).

Da bei adipösen Menschen der Bewegungsfluss oft verlangsamt und verkrampft ist, erfahren auch kleine, meist unbewusste Bewegungsimpulse Beachtung. Diese Schattenbewegungen werden therapeutisch aufgenommen und in einer spiegelnden Bewegung verstärkt, sodass ein gemeinsamer Bewegungsfluss entsteht. Dabei vertieft sich die Atmung und Gefühle werden spürbar.

Durch Körperwahrnehmung entsteht der Kontakt zu den oft verdrängten oder abgewehrten Emotionen, z. B. kann bei therapeutischen Berührungen die Angst vor oder die Sehnsucht nach Nähe besonders gespürt werden. Eine therapeutische Berührung könnte dabei auch zu direkt, oft invasiv erlebt werden. Hier ist die Verwendung eines Balls hilfreich. Er ist neutral und unterstützt die Handlungs- und Ausdrucksfähigkeit.

Zudem vermittelt die Art und Weise des Tuns der Patientin viele diagnostische Informationen für den therapeutischen Prozess. Wie vorsichtig, sanft, heftig oder unbeholfen ist der Kontakt zum eigenen Körper? Welche Gefühle tauchen auf?

14.4   Fallbeispiele

Im Folgenden werden einige Fallvignetten aus der körpertherapeutischen Arbeit in einem stationär psychotherapeutischen Setting mit einer Klientel Adipöser mit komorbiden psychischen Störungen (depressive Störungen, Angsterkrankungen, somatoforme Störungen, Traumafolgeerkrankungen) beschrieben. Sie illustrieren, wie durch die therapeutische Arbeit mit dem Körper emotional belegte Erinnerungen reaktualisiert werden können. Es werden Konflikte direkt spürbar, die danach in den ärztlich-psychologischen Gesprächstherapien aufgegriffen und weiterbearbeitet werden können. Es wurden Patientinnen ausgewählt, die aus der klinischen Erfahrung heraus typische Themen Adipöser »verkörpern«. Diese Themen kommen allerdings auch bei anderen Störungen vor. Mehr als bei anderen Störungen ist es jedoch wichtig, es dem Patienten emotional erfahrbar zu machen, welche Funktion der schwere Körper in der gesamtpsychischen Entwicklung einnimmt.

Beschrieben werden einige Verläufe, von denen anzunehmen ist, dass sie eine positive Entwicklung in Gang setzten. Allerdings liegen keine Katamnesen vor. Auch ist anzumerken, dass viele Adipöse körpertherapeutisch schwer erreichbar sind, Verläufe chronifizieren. Dies sollte hier nicht im Mittelpunkt stehen.

Sexualisierung

Frau A., eine Patientin, die nach einer Magenbandoperation viel Gewicht verloren hatte und inzwischen normalgewichtig war. Sie konnte ihren »neuen« Körper nicht wahrnehmen. »Ich spüre mich ganz oder gar nicht«. Wir arbeiteten eine Weile an der Differenzierung und Integration von Körperempfindungen über Wahrnehmen der Körpergrenzen, später mit Hilfe der Spiegelkonfrontation. Dies löste im Vorfeld Aufregung aus: »Ich schaue mich nie ganzkörperlich im Spiegel an, nur mein Gesicht.« Zunächst fand Frau A. nichts Positives an ihrer körperlichen Erscheinung. Sie konnte sehen, dass ihre Haltung aufrecht war. Sie wurde nachdenklich und betrachtete sich detailliert, was sie viele Jahre vermieden hatte. Ich ermutigte sie, auf ihre Gefühle beim Betrachten ihres Spiegelbilds zu achten. Jetzt wurde Frau A. wütend. »Mein Vater hat immer auf meine Brüste geschaut. Als ich heranwuchs, hat er abwertende Bemerkungen über meine weiblichen Rundungen gemacht, mich mit seinen Blicken verfolgt. Das hat mir Angst gemacht.« Sie erinnerte sich an ihre Pubertät, die sie als belastend aufgrund der väterlichen Demütigung erlebt hatte. Diese Wut konnte sie nun erstmalig wahrnehmen, verbalisieren und die Entwicklung einer selbstachtenden Haltung zum Ziel für ihre weitere Psychotherapie erklären.

Kontakt und Selbstkontakt: Mich selber halten

Frau B., eine adipöse Patientin mit Missbrauchserfahrungen in der frühen Kindheit, war verbittert und wie erstarrt in ihrer Wut. Nachdem sie in mehreren Therapiestunden die unterschiedlichsten Empfindungsqualitäten im Kontakt mit harten und weichen Igelbällen, Tennisbällen und Softbällen exploriert hatte, wagte sie es, sich selber zu berühren. Erst zögerlich, dann sicherer erprobte sie, welche Art von Berührung ihr gut tat. Schließlich legte sie die Bälle weg, umfasste mit beiden Armen ihren Oberkörper und weinte. »So fühlt es sich gut an, so bin ich noch nie gehalten worden«. In der wiederbelebten Selbstwahrnehmung wurde der Impuls geweckt, sich den eigenen Wünschen und Sehnsüchten, aber auch der Trauer, Wut und Enttäuschung über die nicht erhaltene Liebe zu stellen. In den nächsten Stunden arbeiteten wir einerseits daran, die schmerzhafte Vergangenheit zu betrauern, als auch die Möglichkeiten der Selbstfürsorge zu entdecken. Dabei stellte sie sich immer wieder die Frage: »Darf es mir eigentlich gut gehen?«

Kontrolle und Abhängigkeit: Ich wage es, Gewicht abzugeben
Frau D. litt unter zunehmenden Panikattacken. Sie klagte über Zukunftsängste, ihre Arbeit und ihren Alltag nicht mehr bewältigen zu können. Außerdem fühlte sie sich unzufrieden in ihrer Ehe. Ich bat sie, mir nonverbal zu demonstrieren, wie sie die Panikattacke vom vergangenen Abend erlebt habe. Dies solle sie jedoch nur kurz – innerhalb einer Minute, wie eine Filmszene darstellen, um nicht wieder die negativen Gefühle zu erleben. Frau D. krümmte sich, legte sich auf den Boden und atmete schwer. Danach bat ich sie, eine polare Körperhaltung einzunehmen. Sie richtete sich auf, begann im Raum zu hüpfen, ließ die Arme schwingen. »Ich fühle mich so leicht.« Frau D. wirkte lebendig, die Bewegungen der Arme waren fließend, die der Beine aber schwerfällig. Ich bat sie, ihre Empfindungen im Rumpf wahrzunehmen. Der Bauch fühle sich entspannt an, aber der obere Rücken sei verkrampft. Nach einer Weile bemerkte sie, dass sich ihre Hüfte und die Beine schwer anfühlten. Die hüpfenden Bewegungen wurden langsamer, bis sie stehenblieb und langsam mit den Armen um die eigene Achse schwang. Frau D. wirkte plötzlich traurig und hilflos. Als ich meine Hand zwischen ihre Schulterblätter legte, lehnte sie sich sanft dagegen, die Atmung wurde tiefer. Sie pendelte vorsichtig zwischen ihrer aufrechten Position und dem Anlehnen an meine Hand im Rücken, wagte aber nicht mehr Gewicht abzugeben. Dies war der Auftakt zu einem längeren Prozess, in dem es immer wieder um Autonomie – das Stehen auf den eigenen Beinen – und Abhängigkeit – das Anlehnen – ging.

Umgang mit Grenzen
Frau K., eine stark übergewichtige Patientin, bat um therapeutische Unterstützung in einer für sie schwierigen Lebenssituation. Sie hatte eine langjährige analytische Therapie hinter sich und wünschte sich körperorientierte Interventionen. Sie spüre sich nicht mehr und habe »keinen Boden mehr unter den Füßen.« Sie habe zu viel Druck in der Familie und bei der Arbeit. Wir arbeiteten einige Zeit daran, ihren Kontakt zum Boden zu verbessern, mit beiden Beinen fest auf der Erde zu stehen, was ihr ein Gefühl von Sicherheit vermittelte. Sie begann, sich leichter und gelöster zu fühlen, wenn sie das Gefühl für die Körpermitte mit der Atmung verband. Sie erlebte sich einerseits ruhiger und gleichzeitig wurde sie wütend. Frau K. wollte endlich einmal »nein« sagen, was sie sich in ihrem alltäglichen Leben nicht erlaubte. Zu Beginn einer Therapiestunde erdete sie sich und achtete auf ihren Atem. Während ich auf sie zuging, sollte sie verbal und nonverbal den Abstand zu mir definieren. Frau K. rief leise »Halt« und machte mit einer Hand eine abgrenzende Bewegung. Während sie dies tat, bemerkte ich, wie ihre linke Gesichtshälfte mit weit geöffnetem Auge erschrocken wirkte, während ihre rechte Gesichtshälfte Gelassenheit ausstrahlte. Sie entdeckte, dass sie mit der linken Körperseite in Kontakt mit dem

Gefühl von Angst vor ihrer Mutter kam, mit der rechten Körperhälfte emotional ihrem Vater positiv zugewandt war. Sie experimentierte mit unterschiedlichen Arten des Neinsagens und lernte sich im Kontakt zu mir klar und gelassen abzugrenzen. Bald darauf wechselte sie ihre Arbeitsstelle und konnte ihren Mann um konkrete emotionale Unterstützung bitten. Neinsagen betraf auch ihre Problematik, Essen abzulehnen, was der Patientin zunehmend bewusst wurde.

Nähe und Distanz: Ist Ihr Therapieraum groß genug?
Frau L., eine übergewichtige Patientin, fragte mich vor der ersten Therapiestunde, ob denn der Therapieraum groß genug sei. Sie brauche viel Raum. Frau L. hatte das Gefühl, ihren Alltag nur mit viel Essen bewältigen zu können, gleichzeitig fühlte sie sich durch ihr Übergewicht bestraft. Essen war für sie beruhigend und bedrohlich zugleich. Frau L. fühlte sich erschöpft, oft verzweifelt und sah keinen Sinn mehr in ihrem Leben. Für Frau L. war es wichtig, zu Beginn der Therapiestunde auf einem Stuhl sitzend weit entfernt von mir zu sein. War die Distanz zu gering, fühlte sie sich bedroht. Frau L. brauchte Zeit, den richtigen Abstand wählen zu können. Sie lernte aktiv zu handeln, eine Grenze ziehen zu können, Selbstwirksamkeit zu erfahren.

Die Fallbeispiele zeigen die Individualität des therapeutischen Geschehens. Es leuchtet ein, dass die Arbeit mit dem Körper für jene Menschen zentral ist, bei denen der Körper Projektionsfläche von Konflikten und Spannungen ist. Manche Menschen sind darüber gut zu erreichen. Die Körpertherapie ergänzt sich deswegen gerade im Bereich der Adipositas auf optimale Weise mit gesprächstherapeutischen Verfahren.

Literatur

Baer U, Costagliola R, Frick-Baer G (2007) Das große Verschwinden und die Ge-Wichtigkeit. Neukirchen-Vluyn: Affenkönig.
Boadella D (2008) Wilhelm Reich. Darmstadt: Schirner.
Boadella D (2009) Befreite Lebensenergie. Einführung in die Biosynthese. Darmstadt: Schirner.
Damasio AR (2002) Ich fühle, also bin ich. Berlin: List.
Hirsch M (1998) Der eigene Körper als Objekt. Gießen: Psychosozial.
Hirsch M (2010) Mein Körper gehört mir und ich kann mit ihm machen, was ich will! Gießen: Psychosozial.
Lichtenberg U (2007) Mein Körper ist ein Fremdkörper. Energie & Charakter. Bühler: Orgon.
Röhricht F (2011) Störungsspezifische Konzepte in der Körperpsychotherapie. Gießen: Psychosozial.

Anhang: Gewichtsreduktion und Lebensqualität – eine Patientin hat das Wort

Unabhängig davon, ob Gewichtsreduktion auf konservativem oder chirurgischem Weg herbeigeführt wird, ist sie für Patienten häufig mit erheblichen Anstrengungen und Nebenwirkungen verbunden. Insbesondere die Entscheidung für eine Operation muss vom Patienten unter sorgfältiger Abwägung von Nutzen und möglichen somatischen und psychischen Risiken eigenverantwortlich getroffen werden, was in verschiedenen Beiträgen herausgearbeitet wurde. Verläufe sind individuell unterschiedlich und nicht in allen Fällen positiv, was hier ausdrücklich erwähnt sei.

Zuletzt soll aber hier eine Patientin zu Wort kommen, für die sich die Strapazen einer Operation gelohnt haben. Ihre Lebensqualität hat sich durch die Gewichtsreduktion nach einer bariatrischen Operation erhöht, was durch einen Brief veranschaulicht wird, den sie neun Monate nach einer bariatrischen Operation verfasst hat. Im Folgenden findet sich ein Ausschnitt, dessen Abdruck die Patientin freundlicherweise genehmigt hat.

»Mehrere Jahre habe ich für eine Entscheidung zur Operation benötigt, viele Meinungen und Erfahrungsberichte eingeholt und bis zur Anästhesie war ich nicht wirklich überzeugt von diesem Eingriff. Ich hatte nicht für möglich gehalten, dass ich trotz dieser restriktiven Maßnahme auch nur ein Gramm abnehmen würde... die Realität der darauf folgenden Zeit hat mich eines Besseren belehrt! Lange Monate habe ich aufgrund fehlender Kraft und Energie im Bett verbracht, weil der Abnehmprozess zu schnell vonstatten ging. Wie erwähnt dauerte die Entscheidungsfindung lange – die Zeit habe ich nunmehr durch den rapiden Abnehmprozess wohl längst wieder aufgeholt... ;-) Heute bringe ich (für mich unglaubliche) 55 kg weniger auf die Waage!

Eine spannende Welt voller Veränderungen und Neu-Entdeckungen erwartete mich – was ich vor allem an folgenden Punkten merkte:

...dass man viel weniger Geld für Nahrungsmittel ausgeben muss...
...dass das Bett plötzlich so breit ist, dass neben mir noch 25 Katzen in ausgestreckter Position bequem Platz finden würden...
...(neulich beim Hosenkauf der ersten neuen Hose – 10 Kleidergrößen weniger): dass die Verkäuferin Größen bringt, in die man im Leben nicht hinein passt!...und man nach der Anprobe respektvoll anerkennen muss, dass ihre Einschätzung völlig realistisch war...
...dass man entdeckt, dass Boutiquen Orte sein können, vor denen man nicht flüchten oder sie ignorieren und umgehen muss...

…dass man in Shopping-Malls nicht nur Bücher, CDs, DVDs und Krimskrams, sondern auch Klamotten kaufen kann…

…dass Milch ohne Zugabe von Süßungsmitteln, Zucker oder Honig wahrhaftig süß schmeckt!…

…dass man plötzlich 10 Jahre älter aussieht, weil man quasi über Nacht Falten bekommt…

…dass man mit der Zeit Knochen im Körper spürt, von deren Existenz man als medizinischer Laie nichts wusste…

…wofür man einen Gürtel benötigt und dass man zudem noch zusätzliche Löcher in das Leder stanzen muss…

…dass man sich Fotos der eigenen Person immer wieder ansehen muss, weil man sich selbst darauf nicht wiedererkennt. Genauso schaut mich jeden Morgen im Badezimmerspiegel eine mir noch fremde Person an.

…dass man bemerkt, dass es sich doch von Fall zu Fall lohnen kann, seine Lieblingsklamotten aus seiner Jugend jahrzehntelang im Speicher oder Keller aufbewahrt und von Wohnort zu Wohnort mitgezügelt zu haben…

…dass Waschmaschine, Trockner und Wäscheleine plötzlich Platz für mehr Wäsche bieten…

…dass man trotz hochsommerlicher Temperaturen bis auf die Knochen friert…

…dass man auf Stühlen mit Armlehnen bequem sitzen kann…

…dass man mehr Kleidung für weniger Geld kaufen kann…

…dass man sich nach dem Duschen auch mit kleinen Handtüchern abtrocknen kann (und erst die enorme Zeitersparnis beim Abtrocknen und Eincremen mit Bodylotion!)…

…dass man, wenn man das verlorene Gewicht in Rucksäcke oder Koffer verteilt, diese nur schwerlich hochheben kann…

…dass man Personen, die man länger nicht wiedergesehen hat, in ungläubiges Erstaunen versetzen kann, weil sie einen kaum wieder erkennen…

…und viele andere Dinge – die Aufzählung ließe sich noch beliebig fortsetzen!

Menschen aus meiner nahen Umgebung sagten mir schon Dinge, wie bspw.: »Du bist auferstanden wie Phönix aus der Asche!« Das Bild – diese Metapher – gefällt mir und spornt mich an!

Ich denke inzwischen immer mehr, dass die Entscheidung, mich operieren zu lassen, gut und richtig war – obwohl ich sie definitiv in der letzten Sekunde vor Verabreichung des Narkosemittels getroffen habe. Sie hat mein bisheriges Leben völlig verändert – ja, richtiggehend auf den Kopf gestellt – und ich bin immer noch damit beschäftigt, mich an die Neuerungen mitsamt Konsequenzen zu gewöhnen.

Der Abnehmprozess sollte noch etwas andauern – und vielleicht schaffe ich es, die rund 18 kg zum Normalgewicht auch noch abzunehmen!«

A.S.
(Die Patientin A.S. ist für Auskünfte bereit. Kontakt kann über die Herausgeberin vermittelt werden.)

Verzeichnis der Autorinnen und Autoren

Afflerbach, Till, Dr. med.
FMH Psychiatrie und Psychotherapie
FA Psychosomatische und Psychosoziale Medizin SAPPM
Praxis 3P im Rhyhof
Rheinstrasse 11, CH–8500 Frauenfeld
E-Mail: till.afflerbach@hin.ch

Dammann, Gerhard, PD Dr. med. Dipl.-Psych. Dipl.-Soz., MBA
Facharzt für Psychiatrie und Psychotherapie, Facharzt für Psychosomatische Medizin und Psychotherapie, Psychoanalytiker (IPV)
Ärztlicher Direktor der Psychiatrischen Dienste Thurgau
Psychiatrische Dienste Thurgau
Seeblickstrasse 10, CH–8596 Münsterlingen
E-Mail: gerhard.dammann@stgag.ch

Eugster, Corinne
Pflegefachfrau HF, Clinical Nurse
Kantonsspital Frauenfeld, Adipositaszentrum
Pfaffenholzstrasse 4, CH–8501 Frauenfeld
E-Mail: corinne.eugster@stgag.ch

Göldner, Franziska Magdalena, Dr. med.
Assistenzärztin
Innere Medizin VI, Psychosomatische Medizin und Psychotherapie
Universitätsklinikum Tübingen
Osianderstraße 5, 72076 Tübingen
E-Mail: Franziska.Goeldner@med.uni-tuebingen.de

Henke, Claudia, Dr. med.
Fachärztin für Psychosomatische Medizin und Psychotherapie
Psychoanalytikerin (DPG, IPV)
Oberärztin im Bereich Psychotherapie
Psychiatrische Klinik
Seeblickstrasse 3, CH–8596 Münsterlingen
E-Mail: Claudia.Henke@stgag.ch

Johann-Gedrat, Angela
Körper- und Bewegungstherapeutin
Systemische Supervisorin (DGSF)
Psychiatrische Klinik
Seeblickstrasse 10, CH–8596 Münsterlingen
E-Mail: angela.johann-gedrat@stgag.ch

Junne, Florian, Dr. med., M.Sc.
Oberarzt
Innere Medizin VI, Psychosomatische Medizin und Psychotherapie
Universitätsklinikum Tübingen
Osianderstraße 5, 72076 Tübingen
E-Mail: Florian.Junne@med.uni-tuebingen.de

Leins, Rüdiger, Dipl. oec. troph.
Mildred-Scheel-Schule
Austraße 7, 71034 Böblingen
E-Mail: Ruediger.leins@mss-bb.de

Müller, Markus K, PD Dr. med.
Facharzt für Chirurgie, spez. Viszeralchirurgie
Chefarzt Klinik für Chirurgie
Pfaffenholzstrasse 4, CH–8501 Frauenfeld
E-Mail: markus.k.mueller@stgag.ch

Rapps, Nora, Dr. med.
Fachärztin für Psychosomatische Medizin und Psychotherapie
Innere Medizin VI, Psychosomatische Medizin und Psychotherapie
Universitätsklinikum Tübingen
Osianderstraße 5, 72076 Tübingen
E-Mail: Nora.rapps@med.uni-tuebingen

Sammet, Isa, Prof. Dr. med. Dipl.-Psych.
Fachärztin für Psychosomatische Medizin und Psychotherapie und für Psychiatrie und Psychotherapie
Chefärztin der Klinik für Psychosomatische Medizin und Fachpsychotherapie Christophsbad Göppingen und stv. Leitung des Instituts für Synergetik und Psychotherapieforschung der Paracelsus Medizinischen Privatuniversität Salzburg,
Bis 2015 Leitung des psychiatrischen Teams am Adipositaszentrum Frauenfeld,
Wissenschaftliche Projektleitung an der Spital Thurgau AG
Faurndauerstraße 6–28, 73035 Göppingen
E-Mail: isa.sammet@christophsbad.de

Schaefer, Almut, Dr. med.
Fachärztin für Psychosomatische Medizin und Psychotherapie
Adipositaszentrum Frauenfeld und Abklärungs- und Aufnahmezentrum der Psychiatrischen Dienste Thurgau
Leitung des Psychiatrischen Teams mit Adipositaszentrum und psychosomatisch-psychiatrischem Konsil- und Liaisondienst am Kantonsspital Frauenfeld
Seeblickstrasse 10, CH–8596 Münsterlingen
E-Mail: Almut.schaefer@stgag.ch

Schiepek, Günter, Univ.-Prof. Dr. phil. Dipl.-Psych.
Leiter des Instituts für Synergetik und Psychotherapieforschung
Paracelsus Mesizinische Privatuniversität Salzburg
Ignaz-Harrer-Strasse 79, A–5020 Salzburg
E-Mail: g.schiepek@salk.at

Teufel, Martin, PD Dr. med.
Facharzt für Psychosomatische Medizin und Psychotherapie
Stellv. Ärztlicher Direktor
Innere Medizin VI, Psychosomatische Medizin und Psychotherapie
Universitätsklinikum Tübingen
Osianderstraße 5, 72076 Tübingen
E-Mail: Martin.teufel@med.uni-tuebingen.de

Toman, Erika, Dr. phil.
Fachpsychologin für Psychotherapie FSP
Leitung »KompetenzZentrum für Essstörungen und Adipositas«
Leitung Therapie Power2be Bethanien
Forchstrasse 132, CH–8032 Zürich
E-Mail: Erika.toman@essstoerungen-adipositas.ch

Wedler, Volker, Dr. med.
Facharzt für Plastische Rekonstruktive und Ästhetische Chirurgie
Facharzt für Handchirurgie
Bis 2014 Chefarzt und Leiter der Abteilung für Plastische Chirurgie Kantonsspital Frauenfeld, Münsterlingen, Venenklinik und Mitglied Adipositaszentrum
Pfaffenholzstrasse 4, CH–8501 Frauenfeld (bis 12/2014)
E-Mail: info@wedler.ch

Wiesli, Peter, Prof. Dr. med.
Facharzt Innere Medizin, Endokrinologie und Diabetologie
Leitender Arzt der Abteilung Endokrinologie
Internistische Leitung Adipositaszentrum
Kantonsspital Frauenfeld
Pfaffenholzstrasse 4, CH–8501 Frauenfeld
E-Mail: Peter.wiesli@stgag.ch

Stichwortverzeichnis